最高飲酒法

葉石香織／著　淺部伸一／監修
陳亦苓／譯

悅知文化

【前言】

適量飲酒者較為長壽

或許就是因為這樣的說法流行了很長一段時間，導致愛喝酒的人多半都對健康「過度自信」。當然，我也不例外。

年輕時，健康檢查的結果沒那麼可怕，的確沒什麼感覺，然而，隨著年齡增長，包括γ-GTP及中性脂肪（三酸甘油酯）、尿酸等各種數值都開始令人憂慮。

儘管如此，酒還是戒不了。

即使有點擔心「這樣喝到底會不會有問題啊？」但是每當街燈亮起時，還是會想著「今天也去喝一杯吧！」便往有酒的地方前進。

酒不僅美味，喝起來又開心。可是一邊擔心著健康狀況，一邊以這樣的步調繼續喝下去，真的好嗎？

於是，如此焦慮地喝著酒且年過五十的我，就這樣出了一本以「酒與健康」為主題的書。

老實說，醫療領域我並不擅長，不過，愛酒人士的感受我比任何人都懂。那麼，何不代表嗜酒一族，將喝酒的人最想問的問題和最擔心的事情轉達給醫師及專家們。本書便是從這樣的想法發展出來的。

或許很多愛喝酒的人都覺得「反正醫生只會說喝酒要適量」。確實如此，不過，我訪問的幾乎都是本身也愛酒的醫師和專家，換言之，這些都是能夠理解嗜酒人士感受的人，所以能夠配合自身經驗，告訴我們如何在不戒酒的情況下，長期維持健康。

在訪談過程中，又再次體悟到，「依喝法不同，酒可成毒害，亦可成良藥」。這部分第3章『「酒為百藥之長」終究是有條件的』中會有詳細說明。

基本上「適量飲酒者較為長壽」這件事並非適用於所有人，因此，我有特別注意要將酒的「毒害」部分也直接寫出來，以免內容變成過度簡化「只要這樣喝，就會健康」的形式。畢竟依該本人的體質與所患有的疾病不同，酒也可能成為進一步觸發疾病的元兇。而有些人在讀過本書後，搞不好就再也不敢喝酒了也說不定呢。

我的喝酒方式也因這本書有了改變。以往晚上在家都必定喝酒，但現在聚餐多的那週在家就不喝了，為了讓肝臟能多休息，另外還養成了早、晚都量體重的習慣。簡言之，就是喝酒也不忘注意健康。

雖然在外喝酒幾乎每次都一定超過「適量」範圍，但在這樣的自我護理之下，不僅體重減了3公斤，體脂肪更少了5％（現在仍持續減肥中），原本超標的中性脂肪也已控制在標準值內。早上起來神清氣爽，人不再浮腫，身體和皮膚的狀況都比以前好很多。

清楚地反映在數值上的成果，讓人實際感受到「醫生說的真是一點都沒錯！」

要是像以前那樣一直喝不停，或許現在連跟酒有關的工作都做不成。

各位愛酒的酒黨們，就當被我唬也好，請一定要試試看本書所寫的飲酒法。

雖然嚴守「適量」原則是最好的，但我很清楚要做到沒那麼簡單，所以別想得太嚴肅，抱著偶一為之的心態去做就行了。

即使不「死守」適量原則，光是「有意識到」適量這件事，便足以改變身體的狀況。

在持續實行的過程中，若感覺到「欸？最近身體狀況好像不錯吔！」那就太棒了。這表示身體已記住對自己來說適量、不至於影響隔天的喝法。

另外，本書還解答了「水多喝很快就飽，但為何啤酒卻能夠一杯接一杯？」、「為何不記得自己是怎麼回到家的？」等疑問。這些都能成為喝酒時的話題，保證能炒熱氣氛，請務必做為溝通工具來加以利用。

「酒是用來品嚐的，不是用來喝的」，這是以名酒『獺祭』而聲名大噪的山口縣旭酒造老闆的名言。

不只是喝醉而已，為了能搭配美味料理，並和好伙伴們一輩子持續喝下去，若本書能讓各位培養出無損於健康的飲酒法，本人實深感萬幸。

酒類新聞工作者　葉石香織

第1章 每個喝酒的人都該知道的「正確」喝法

第2章

不被酒精拖累的自我護理

contents

第3章

喝酒不生病的守則

第4章

驗證！與酒有關的「疑問與傳言」

contents

第5章

從最新科學來瞭解「酒與疾病」的關係

第6章 還好有喝！酒的健康效果

contents

第7章 絕對不行的「危險」喝法

contents

第 1 章

每個喝酒的人都該知道的「正確」喝法

出乎意料!?吃「油膩的」下酒菜可避免爛醉不適

回答者：松嶋成志先生
東海大學醫學院

「真正的酒黨*是喝酒配鹽巴。」

這說法流傳已久，許多人也都覺得「確實如此」。很多海量的人一旦喝起來，便會停下筷子。其實我自己也是如此，明知這樣會爛醉不適，但總是喝著喝著就變得光喝不吃。

可是，走「純酒席」路線不太配飯菜的結果，幾乎都是隔天必定嚴重噁心宿醉。反之，若有好好吃了再喝，就不會宿醉，便可保身體狀況良好。

「喝酒配鹽巴」聽起來好酷、好厲害，但依實際經驗看來，似乎是對身體毫無好處。曾因空腹喝酒而有過痛苦經驗的讀者們，想必也不在少數。

那麼，為了避免爛醉不適，該吃些什麼？又該在什麼時間點吃才好呢？雖知道該吃點東西，卻不知具體來說該吃什麼？有人說喝酒前要先喝牛奶，到底是不是真的有效？

針對這部分，我訪問了專精腸胃等消化器官之運作機制的東海大學醫學院的松嶋成志先生（東海大學醫學院　內科學系　消化器官內科學教授）。

關鍵在於血液中的酒精濃度

事先或在酒宴聚會的一開始，該吃哪些食物比較不容易醉這點，對「酒量不好」的人來也相當重要。

＊注解：酒黨，江戶時代，木工以左手拿鑿子「ノミ（Nomi）」，由於將左手稱為「ノミ手（Nomite）」，而此發音剛好和「飲み手（喝酒者，Nomite）」相同，故在日本有時會將愛喝酒的人稱為「左利き（左撇子）」或「左党（左黨）」。在本書中則統一意譯為「酒黨」。

我有認識一些愛喝但酒量不好的人，聚餐喝酒前，必定會喝牛奶或吞一些營養補充劑、維他命之類的東西。此外，傾向於配合他人且在聚會中勉強自己喝酒的人，往往也不少。

松嶋先生表示：「要避免宿醉、爛醉，最重要的就是要小心別讓血液中的酒精濃度急遽升高。血液中的酒精濃度變高就是酒醉的原因，也是爛醉的關鍵。如果酒量不好，便會因此感到不舒服，走路搖搖晃晃。一旦血液中的酒精濃度變高，人甚至可能會嘔吐，連站都站不穩。」

那麼，該如何減緩血液中酒精濃度的上升速度呢？

「喝下含酒精的飲料後，酒精最早是在胃部被吸收。不過，胃的吸收比例僅佔酒精整體的5％左右，剩下的95％都是在小腸被吸收。小腸內壁具有被稱做腸絨毛的突起物，每個成年人都有多達數百萬，甚至是數千萬的腸絨毛。據說，以一般體型的成年男子來說，其表面積算起來約莫相當於一個網球場那麼大。而小腸的表面積既然遠大於胃部，其吸收量當然就比較多，吸收速度也較快。

血液中的酒精濃度與酒醉狀態

	血液中的酒精濃度	酒的容量	酒醉狀態
暢快期	0.02～0.04%	・中瓶啤酒（～1瓶） ・日本酒（～1合）	・心情舒爽愉快 ・皮膚泛紅 ・人顯得很開朗
微醺期	0.05～0.10%	・中瓶啤酒（1～2瓶） ・日本酒（1～2合）	・開始有些醉意 ・失去理性 ・體溫上升
酩酊初期	0.11～0.15%	・中瓶啤酒（3瓶） ・日本酒（3合）	・變得大膽開放 ・大聲喧嘩 ・站起來會有些不穩
酩酊期	0.16～0.30%	・中瓶啤酒（4～6瓶） ・日本酒（4～6合）	・走路搖搖晃晃 ・重複同樣的話 ・噁心、嘔吐
爛醉期	0.31～0.40%	・中瓶啤酒（7～10瓶） ・日本酒（7合～1升）	・無法站好 ・意識不清 ・講話顛三倒四
昏睡期	0.41～0.50%	・中瓶啤酒（超過10瓶） ・日本酒（超過1升）	・搖也搖不醒 ・大小便失禁 ・死亡

出處：酒精健康與醫學協會「飲酒的基礎知識」

＊注解：一合，一日本酒的計算法為一斗十升百合，一合為180ml/180cc。
一升=十合=1800ml。
日本啤酒容量，大瓶633ml、中瓶500ml、小瓶334ml。

酒精一旦到達腸子，便會被一口氣徹底吸收。因此，如何讓酒精停留在胃部久一點、使之延後到達小腸的時間，就是阻止血液中酒精濃度上升（＝減緩酒醉速度）的重要關鍵。」

原來如此！只要盡量讓進入胃的東西在胃裡停留久一點，讓它慢一點到達小腸就行了。

而據松嶋先生表示：「實際上，不同食物停留在胃裡的時間也都不太一樣。」

所謂「停留在胃裡的時間」，就是指「該食物從進入胃部被胃消化後，再排出胃部所需花費的時間」。

那麼具體來說，能夠盡可能長時間停留在胃部的食物，到底是哪些呢？

聚餐喝酒時，要先吃「油的食物」

「簡言之，就是油。油在胃裡的消化吸收時間相當長，屬於消化道荷爾蒙之一的ＣＣＫ（cholecystokinin，膽囊收縮素）等具有關閉幽門（胃的出口），並攪拌胃部的作用。」（請參照第143頁的圖）

沒想到竟然是油！的確，油這種東西感覺起來就是會黏附在胃壁上，並在胃裡停留較長時間。

不同食物停留在胃裡的時間長短很不一樣。例如，米飯（100克）需花費2小時15分鐘消化，牛排（100克）則需花費更長時間，約3小時15分鐘左右。油停留的時間最長，像奶油（50克）就要花到12小時。由此可知，油脂待在胃裡的時間有多麼長。

但儘管油脂再怎麼能延遲酒精的吸收，想必很多人對於「要先吃油」這件事還是有點抗拒。

「從避免提高血液中酒精濃度的觀點來看，先攝取油脂是合理的。而雖說是油脂，也不是真的直接喝油。運用油脂的開胃菜料理有很多，像在生魚片上淋橄欖油的海鮮冷盤，或是加了美奶滋的馬鈴薯沙拉等都是。只要先吃這類用了油的料理即可。

另外，像是炸雞塊、炸薯條等，感覺先吃了可能會消化不良的炸物，也是有效的。只要是能與酒混合成半固態的食物，就比較難被送往腸道。不過，先吃脂肪含量高的下酒菜固然較好，但這些東西畢竟熱量很高，還是要小心別吃太多。如何利用下酒菜營造出不利酒精吸收的腸胃狀態，就是避免血液中酒精濃度上升的關鍵。」

若你沒辦法一開始就吃油膩食物，可以那麼吃一些富含乳脂成分的起司等也是可行的辦法。

「牛奶」、「高麗菜」也有效

「喝酒前先喝牛奶」這方法有效嗎？

「由於牛奶含有近4％的脂肪，所以多少會有點效果。再加上牛奶富含蛋白質，也有保護胃黏膜的作用。雖然量少，無法完整包覆胃壁，但想必是有某個程度的效果。」

松嶋先生說：「除了油脂外，最好能在喝酒聚會的一開始時先吃的，還有高麗菜之類富含維生素U的食物。」

這些食物到底有怎樣的效果呢？

「高麗菜所含有的維生素U（cabagin，抗潰瘍因子）具有增加胃黏膜表層之黏液素的作用。黏液素是黏膜所分泌之黏液的主要成分，擔任保護黏膜、防止細菌入侵的角色。黏液素層一旦變厚，保護黏膜的效果會提升，於是就能有效防止酒精刺激胃部。或許效果不是那麼明顯，但應該也能夠延緩酒精的吸收速度。有老鼠實驗顯示，維生素1小時左右會開始出現。」

這麼說來，烤雞肉串及炸串*等店，提供生的高麗菜配味噌或美奶滋做為小菜真是再合理不過了。

另外補充一下，維生素U其實並未被分類為真正的維生素，但日本有個著名的腸胃藥便是以此為名，可見其維持胃部健康的功用已是不爭的事實。

＊注解：炸串，或稱「串炸」，源自日本大阪地區的平民料理，以竹籤串起各種菜、肉或海鮮後裹上麵衣油炸，再沾醬汁食用。

不過，高麗菜最好盡量以接近生食的狀態食用，畢竟維生素U既為水溶性，又很不耐熱。此外，雖然高麗菜有助於填飽肚子以避免空腹、抑制食慾及補充水分，但必須小心別加太多沙拉醬。

除了高麗菜外，綠花椰菜及蘆筍等也都富含維生素U，所以吃這些也行。而松嶋先生還建議大家可吃一些豆類、山藥、秋葵等黏糊糊的食材。

想預防爛醉不適，應攝取牛磺酸與芝麻素

依據前述內容，我們已瞭解要延緩酒醉（＝避免血液中的酒精濃度急遽升高）該吃哪些食物。

那要是想在聚餐喝酒後，盡可能快速降低血液中的酒精濃度，以免爛醉不適或宿醉的話，有沒有什麼好辦法呢？

「那就要補充分解酒精所需的代謝物了。」松嶋先生如此說道。

「已經因喝酒而升高的血液中酒精濃度不會立刻下降，不過，我們可攝取

有助於肝臟代謝*的成分。例如：章魚或花枝所含的牛磺酸、葵花籽及大豆等所含的L半胱胺酸（L cysteine），還有芝麻所含的芝麻素等。

當然，也必須多攝取水分。由於酒精有利尿作用，故容易因尿量增加而出現脫水症狀。為了避免脫水，除了酒後應多喝水外，在喝酒時也該同時多攝取水分。此外，酒後喝一些含電解質可維持體內水分的飲料，也相當有效。」

只要依據飯前、飯中、飯後等不同情境好好思考該吃的食物（下酒菜），你便能自行預防，令人後悔地覺得「好一段時間再也不想喝酒」的痛苦宿醉。

不過，每個人的酒精分解能力都有其限度，一旦超過極限，不論再怎麼小心地挑選下酒菜，依舊是鐵定宿醉。還是要注意，千萬別喝過量了。

---

*注解：代謝，將攝取至體內的物質轉換、分解成別的物質。

可避免宿醉不適

回答者：淺部伸一先生
自治醫科大學附屬埼玉醫療中心

不宿醉的最基本前提，就是別喝太多。

雖然腦袋理解這點，但或許也因為酒精的催化，應該很多人「喝著喝著就忘了」。

真的沒什麼好辦法能避免那痛苦的宿醉嗎？接著，就讓我們來繼續想想，有哪些可自行採取的預防措施。

肝臟權威醫師淺部伸一先生（自治醫科大學附屬埼玉醫療中心　消化器官內科前副教授）表示：「宿醉的產生原因，基本上，就在於喝進了超過身體處理能力的酒精量。因此，若要避免宿醉，你就必須清楚知道，對自己來說怎樣才是適量。」

在此補充一下，所謂宿醉，是指喝酒後的隔天，因殘留於體內之酒精及酒精代謝物所造成的身體不適，而其症狀相當多，主要包括頭痛及噁心等。

喝混酒的風險在於，會搞不清楚酒精的量

「喝混酒（好幾種不同的酒混著喝）尤其危險。因為一旦混著喝各種酒精濃度不同的酒，很容易就會搞不清楚自己到底喝了多少總量的酒精。」

例如，一開始喝啤酒，接著氣氛熱絡起來便喝起日本酒，最後再以正宗燒酒或純威士忌加冰塊作結，這可說是最糟的喝法。

喝到日本酒時，就已攝取相當多的酒精量，要是還繼續喝酒精度數高達40度以上的威士忌，儘管有個人差異，肝臟的酒精處理能力通常都跟不上這種速度。

雖然現在已經很少見，不過淺部先生說：「像以前那種在歡送、歡迎等聚

血液中的酒精濃度與酒醉狀態

酒精度數
÷ 100 × 喝的量（ml）
× 0.8（乙醇的比重）
= 純酒精量（乙醇量）

混喝多種不同的酒類時，只要分別計算再加總起來，便可概略估計。

會上，一口氣乾光整杯酒的荒唐喝法，又是另一回事。

一口氣乾杯的喝法，有可能在短時間內讓該本人喝進超過其身體能處理的酒精量。當肝臟來不及處理時，酒精及乙醛（酒精被代謝時所產生的物質）便會在體內累積，導致人陷入昏睡狀態，甚至可能有死亡的危險。那可就不只是宿醉而已了。」

那麼，肝臟處理酒精要花多少時間呢？

要算出所需時間，首先，必須知道「純酒精的量」。所謂純酒精的量，是指酒所含有的乙醇量，可用「酒精度數÷100×喝的量（毫升）×0.8（乙醇的比重）」的公式求得。

而「體重×0.1」則是1小時可分解的純酒

精量，畢竟肝臟的大小基本上與體重呈正比，故體重50公斤的人1小時可處理5克的純酒精。若換算為酒精飲料，大約是四分之一的中瓶啤酒，或是雙份威士忌*的約四分之一杯，其實相當少。

正因如此，瞭解對自己來說合適的飲酒量，就是自我護理的第一步。

喝酒前最好先填個肚子

「空腹時突然喝酒，腸胃吸收酒精的速度較快，宿醉的風險便會增加。為了避免這結果，最好能在喝酒前先吃點東西。只要胃裡多少有些食物，酒精的吸收速度就會減緩，這樣就能避免宿醉。」

依據淺部先生的說法，適合酒前墊胃的食材以起司為代表。起司所富含的蛋白質及脂肪不易消化吸收，會長時間停留在胃裡，故可減緩酒精的吸收。

*注解：威士忌單份叫Single、雙份叫Double，也有人說「一指」、「兩指」。單份約30ml，差不多是一個手指橫臥的高度。

此外，將固體物質放入胃裡可帶來飽足感，故也可望獲得抑制喝酒速度的效果。

對愛喝酒的人來說，將啤酒灌入空腹的那一瞬間，可說是令人難以抗拒的幸福時刻，但若不想隔天宿醉，還是養成「先吃再喝的習慣」會比較好。

具豐富蛋白質可保護胃部的「納豆」

喝酒時，下酒菜的選擇是相當值得注意的。

一般多半會選擇當季的食材或店家推薦的料理，但只要選擇時多加注意其成分，往往就能大幅降低宿醉的機會。

淺部先生表示：「應積極攝取的成分，包括蛋白質、維生素B1，以及膳食纖維等三種。」

【蛋白質】

蛋白質進入人體後，最終會在小腸裡被分解成胺基酸並吸收，然後運送至肝臟。而胺基酸具有促進肝臟的解毒作用，及酒精代謝等提升肝功能的效果。除了從豬、牛、雞等肉類來攝取動物性蛋白質外，在意卡路里及脂肪的人也可選擇包含大豆在內的各種植物性蛋白質來源。

其中淺部先生最推薦的就是納豆。

「納豆不僅富含蛋白質，其獨特的黏糊糊成分還能保護胃黏膜，可減緩喝太多時隔天容易發生的胃部不適現象。」

【維生素B1】

為了不讓酒精及醣類殘留在體內，這第二種成分維生素B群可謂必不可少，而其中又以B1所發揮的作用最大。

「分解酒精時，需大量消耗維生素B1。維生素B1，是幫助醣類代謝並產生能量的重要營養素。酒精的大量攝取往往會導致維生素B1不足，於是隔天便會感到格外疲勞。故不論在喝酒時、還是喝酒後，都該注意多攝取此成分。」

富含維生素B1的食物，包括了豬肉、鰻魚及明太子等。據說為了提升其吸收率，搭配以蒜頭及洋蔥等辛香味為主要成分的蒜素一同攝取會更有效。

【膳食纖維】

最後，千萬別忘了還有膳食纖維。

淺部先生表示：「膳食纖維是一種不會被消化，可直接到達大腸的食品成分。和起司一樣，由於能長時間停留在腸胃裡，故能減緩酒精的吸收。」

因此，在開喝前先吃點燙青菜或沙拉等，對於防止酒醉相當有效。

而富含膳食纖維的下酒菜，包括有炒牛蒡、蘿蔔乾等傳統的「媽媽味」料理。請務必記得吃一些這類簡單樸素的小菜喔。

喝酒時別忘了時時補充水分

除了前面介紹的各種護理方法外，淺部先生還提到「最好能時時補充水分。」

「喝水可稀釋腸胃裡的酒精濃度，再加上酒後往往會因酒精的利尿作用而有脫水現象，為了避免這問題，在喝酒時就最好同時也補充些水份。」

日本酒造組合中央會（即日本酒製造商聯合公會）就建議在喝日本酒時也要喝水，且以「攝取與酒同量之水分」為理想。雖說在愛酒人士中也有「把啤酒當成酒後水來喝」的強者存在，但「酒精×酒精」只會更促進脫水症狀。

前面已介紹了各種宿醉的預防措施，但沒有哪種做法是絕對、百分之百不會宿醉的。

淺部先生表示：「喝酒時配著蛋白質、脂肪、膳食纖維、維生素等成分均衡的下酒菜，尤其一開始要慢慢喝，接著再依當天的身體狀況來決定要喝多少，這樣是最能有效預防宿醉的。」

明明「邊吃邊喝」是最基本的，然而，一喝起來筷子就停下來的人其實也不少。酒不單是用來「喝」的，還要與美味的料理一同「品嚐」。光是在喝酒時把這觀念放在腦中的一角，應該就能降低不少宿醉的風險了。

日本酒可有效改善生活習慣病!?

回答者：瀧澤行雄先生
秋田大學名譽教授

現在正掀起一陣前所未有的「日本酒風潮」。尤其純米酒*、純米吟釀酒*大受歡迎，製造量比起前一年分別成長至109·4～120·1%（來源：二〇一四年酒造年度的國稅廳資料）。

如「新政」（秋田）及「十四代」（山形）等著名的日本酒品牌，甚至有些產品很難買到。近年週末各地都有各式各樣的日本酒相關活動舉行，真的是人氣鼎盛。

長年以來，我一直都在舉辦、經營各種酒類活動，今日的興盛程度完全不是幾年前能夠相比的。而且女性的愛酒人士也增加很多，今年「日本酒一級大獎賽」的女性來客，甚至超過半數。現今領導時代的其實是女性，故可想見今後日本酒將會越來越盛行。

在日本酒對健康的影響方面，情勢就不是這麼樂觀了。實際上，日本酒經常被視為不健康的壞東西。

很多人都深信，「日本酒的含醣量高，所以有糖尿病或高血壓的人最好喝正宗燒酒」，其中甚至有人是「根據醫師如此指示……」。

這樣的傳言在坊間繪聲繪影地四處流竄，讓每天都喝日本酒的我很是忐忑不安。自己深愛的日本酒被說成是壞東西，實在是令人心痛不已。

日本酒到底是有益健康還是不利健康呢？

為了確認此事，這次我訪問的是對日本酒無比熱愛的秋田大學名譽教授瀧澤行雄先生。瀧澤先生長年研究日本酒與健康的相關議題，還編寫了《一天2

＊注解：純米酒，單用米與米麴製造的酒，完全不添加釀造酒精，精米步合未規定。

＊注解：純米吟釀酒，精米比例60％以下的白米、米麴、水為原料，香味及色澤特別良好，和其他的吟釀酒比起來香氣較溫和。

合日本酒之活力健康法（一日2合日本酒いきいき健康法）》（柏書房）等著作。

見到瀧澤先生時，本人容光煥發，令我非常驚訝。高齡84歲的他，皮膚很有光澤，沒什麼老人斑，更沒有如刀刻般的縱深皺紋，手和手臂內側也相當緊實，不禁讓人看得出神。

這就是「每天喝1.5～2合（1合＝180毫升）日本酒」的瀧澤先生（秋田大學名譽教授　醫療法人財團青葉會理事　老健Hospia玉川設施長）。

看來日本酒果真是有美膚效果的呢。日本酒，真的不容小覷！

日本酒的神秘力量，來自於豐富的胺基酸

那麼，日本酒對健康有好處嗎？。

結果得到了令人安心的答案。瀧澤先生表示：「日本酒含有許多極富營養價值的微量元素，而這些元素中存在有展現出抗氧化及抗凝血、抗癌等作用的

活性物質，可預防生活習慣病＊。每天「適量」飲用，能為健康帶來良好影響。

日本酒具有胺基酸、有機酸、維生素等120種以上的營養成分。其中胺基酸的含量，比起其他酒類更是遙遙領先，而這胺基酸正是包括正宗燒酒及威士忌等蒸餾酒所不具備的日本酒之健康效果關鍵。」

胺基酸也被稱做是「生命之源」。

日本酒均衡地含有各式各樣的胺基酸，包括人體無法生成的離胺酸、色胺酸、白胺酸、異白胺酸等必需胺基酸，還有做為運動時之能量來源的丙胺酸、調整內分泌與心血管功能並刺激生長激素分泌的精胺酸、維持免疫功能及消化道的麩胺酸等。

尤其值得注意的是，結合了2個以上胺基酸的胜肽的量，在不添加釀造酒精的純米酒中含量最多（請見下頁圖表）。

＊注解：生活習慣病，是指糖尿病、高血壓、痛風等，發病原因與生活習慣有密切相關之疾病的總稱。

維生素

- 硫胺
- 核黃素
- 泛酸
- 菸鹼酸
- 生物素
- 維生素B6
- 肌醇
- 維生素C

胺基酸

- 天門冬胺酸
- 麩胺酸
- 絲胺酸
- 甘胺酸
- 蘇胺酸
- 丙胺酸
- 纈胺酸
- 白胺酸
- 異白胺酸
- 離胺酸
- 組胺酸
- 精胺酸
- 酪胺酸
- 苯丙胺酸
- 色胺酸
- 脯胺酸
- 胱胺酸
- 甲硫胺酸

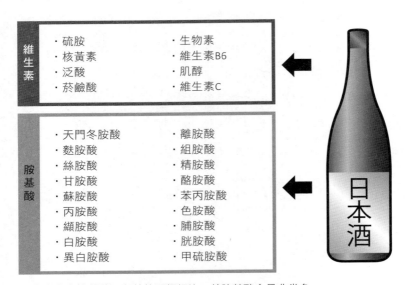

日本酒富含胺基酸，與其他酒類相比，其胺基酸含量非常多。
而日本酒的健康效果正是由此而生。

清酒中的胜肽含量

	胜肽含量（mg/L）
純米酒	**6.89**
本釀造酒	**6.12**
一般酒	**5.68**

（北本勝彥等人，1982）

「有糖尿病所以不能喝日本酒」已是過去式

「從日本酒中發現的活性胜肽，可改善糖尿病患的胰島素敏感度，並減低高血壓及動脈硬化等心血管疾病的風險。『有糖尿病所以要避免喝日本酒』的想法已經過時了。現在連糖尿病學會都認可，在血糖控制良好、無併發症的狀態下，一天可攝取約1合（換算為純酒精是20公克）的日本酒。」

據瀧澤先生表示：「除了胜肽外，日本酒所含有的精胺酸，對糖尿病的效果也被認為相當值得期待。」

有「國民病」之稱的糖尿病，是一種因胰島素作用不足，而導致血糖上升且持續處於高血糖狀態的疾病。糖尿病有嚴格的飲食限制，尤其含醣量高的日本酒一度被視為「罪大惡極」。

但這種「避免喝日本酒」的觀念竟然成了過去式?!此說法想必很多人都是第一次聽到。

雖然有量的限制，不過，對至今為止一直忍著不喝日本酒的糖尿病患來說，這真是個好消息。

瀧澤先生還說：「值得慶幸的是，日本酒的胺基酸，對包括糖尿病在內的一般生活習慣病的效果，都相當值得期待。

由麩胺酸、半胱胺酸、甘胺酸所組成的三胜肽（穀胱甘肽）具有抗氧化作用，可去除累積在血管中會引起動脈硬化的壞膽固醇，有預防狹心症（心絞痛）及心肌梗塞等缺血性心臟病的效果。世代研究的結果也已證實，即使有糖尿病，只要是適量飲酒，便可期待有預防生活習慣病的效果。」

日本酒也能改善學習力與記憶力

只要謹守適量原則，日本酒就可以是「百藥之長」。對於伴隨年齡增長出現的各種症狀，其效果也很值得期待。

首先，是和老化、老年癡呆症有關的記憶障礙部分。

「人類的學習功能，是由大腦中名為抗利尿激素（精胺酸血管加壓素）之神經傳導所進行。一旦這神經傳導物質無法正常運作，便會產生記憶障礙問題，而一般認為這很可能與老年癡呆症的發病有關。從日本酒中發現的胜肽（脯胺酸特異性酵素）廣泛存在於人腦，已知可調節抗利尿激素、改善學習與記憶能力。」

據說在日本酒裡發現的三種胜肽，於歐美也掀起了話題。

西日本的肝硬化和肝癌較多

瀧澤先生針對肝硬化及肝癌與喝酒之間的關係，發表了一項有趣的研究結果。一般認為肝硬化和肝癌多半發生在酒喝得多的人身上，不過，將肝硬化及肝癌所導致之死亡率分地區統計後發現，自戰後起，一直都呈現出西日本較高，東日本較低的傾向。

下一頁圖表是依一九六九～一九八三年進行之追蹤調查結果，所繪製成的「肝硬化之性別及都道府縣別標準化死亡比」分佈圖，肝癌的分佈圖也呈現出

都道府縣別的肝硬化死亡率（標準化死亡比）

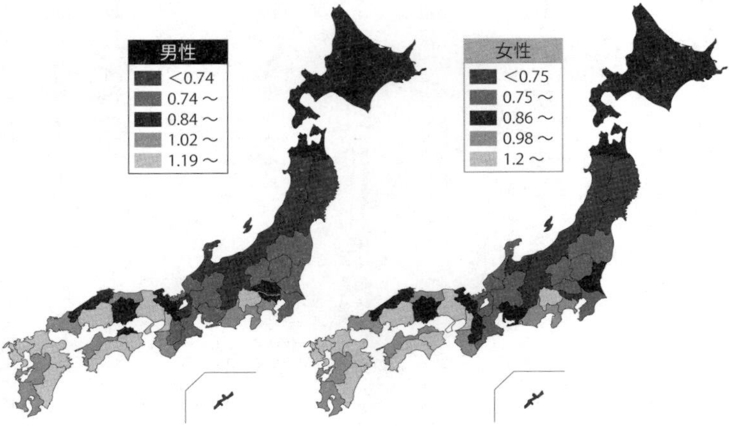

標準化死亡比是一種指標，用來比較年齡結構比例不同的群體，數值越大就表示死亡率越高。（瀧澤等人，一九八四）

同樣趨勢。

就常喝的酒的種類而言，西日本以正宗燒酒居多，東日本則以日本酒為多。

瀧澤先生表示：「在西日本，不論男女都是燒酒的消費量較高，在東日本則是清酒的消費量較高，而這樣的地區性差異，在戰後始終如一。雖然也有其他因素存在，像是西日本之所以肝硬化、肝癌較多，也有人認為是因為西日本C型肝炎的罹患率較高，一旦得了C型肝炎，飲酒所造成的危害便會更強烈的關係。此外，一九八四年時還未發現C型肝炎病毒，但此差異也很可能是主要原因之一。」

日本酒能抑制癌細胞的增生

瀧澤先生還透過實驗，確認了日本酒所含之微量元素，具有抑制癌細胞增生的效果（公共衛生 58,437,1994）。

該實驗是將秋田縣的純米酒，分別加入人類的膀胱癌、前列腺癌、子宮癌等細胞中，培養24小時並觀察癌細胞的變化。結果發現，稀釋了64倍的日本酒使90％以上的癌細胞死亡或壞死，而稀釋了128倍的日本酒，則使50％以上的癌細胞死亡或壞死。

「以威士忌及白蘭地等蒸餾酒進行同樣實驗，卻沒發現和日本酒同樣的效果。蒸餾酒與屬於釀造酒的日本酒之間的最大差異，就在於胺基酸的存在與否，可見這應是日本酒含有低分子量胺基酸所造成的效果。此外，目前也已確認，清酒中含有的葡萄糖胺，能提高對抗癌細胞的自然殺手細胞（Natural killer cell, NK cell）之活性。

一天喝多少算適量？

癌症、失智症、糖尿病……對於困擾現代人的各種疾病，日本酒的效果都十分值得期待。若是愛喝日本酒，老年生活似乎能過得相當健康愉快。

「但並不是只要喝就行了，喝的『量』也很重要，喝太多是不行的。」瀧澤先生警告說道。

那麼，喝多少才是最理想的呢？

「促進健康的訣竅，就在於一天喝1～2合的日本酒。以我個人來說，我不必安排休肝日（讓肝臟休息不喝酒的日子），每週的總量只要控制在一天2合左右即可。日本酒精健康與醫學協會，也是以2合做為一般飲酒的適量標準。」

聽說瀧澤先生本人是全年無休，每晚都固定享用1～2合左右的純米酒呢。此外，「邊吃邊喝」和「微醺即止」等，也都是享受日本酒之健康效果的關鍵。

日本江戶時代的儒學家貝原益軒，所著的《養生訓》中，早已提出日本酒的功效。但不管怎樣，正所謂過猶不及，請大家務必注意別喝太多才好。

不用擔心酒精會讓大腦「萎縮」嗎？

回答者：柿木隆介先生
自然科學研究機構生理學研究所

想不起某個人的名字、明明是個很簡單的字卻寫不出來，甚至是突然忘了剛剛正打算要做什麼……等等，在日常生活中經常發生各式各樣的健忘事件。對不太有喝酒習慣的人來說，可能用一句「上了年紀難免如此」便輕鬆帶過，可是對嗜酒如命的酒黨們而言，這往往會挑起一陣不安的情緒，擔心「會不會是因為喝太多而導致大腦功能衰退？」

酒精誘發蛛網膜下腔出血、中風、失智症等腦部疾病的危險性，是不是真的很高？針對這樣的疑問，在此訪問的是自然科學研究機構生理學研究所的柿木隆介先生（自然科學研究機構生理學研究所教授）。

愛喝酒的人腦容易變小

「除了因過度攝取酒精導致生活習慣病，進而引發中風等心血管風險，以及因平日大量飲酒所引起之酗酒問題外，只要是適量，一般認為酒精對腦的直接風險其實並沒有那麼高。不過，觀察經常喝酒的人的大腦，發現和不太喝酒的人相比，的確有超越年齡的較大幅度萎縮傾向。」

換言之，酒精真的會讓人腦「縮小」。

通常腦的萎縮約莫從30歲後開始，是人類無法避免的老化現象之一。主要是因腦內名為白質（White matter）的大量神經纖維（Axon，軸突）聚集部分逐漸消失，於是腦就變得越來越小。

腦萎縮的代表性自覺症狀之一，正是記憶力變差。而當此症狀快速進展時，也有可能演變為失智症。

「大腦本來就會隨年齡增長萎縮了，而一旦再加上酒精，萎縮速度還會更快。比較同年齡中『有喝酒的人』和『沒喝酒的人』的腦部ＭＲＩ（核磁共振成像）影像後發現，前者的腦往往比後者萎縮約10～20%左右。尤其有喝酒者腦中充滿腦脊髓液的成對側腦室明顯變大，這表示大腦整體縮小，因此，導致側腦室擴大。」柿木先生如此說道。

那麼具體來說，酒精會對腦的哪個部分造成強烈影響呢？

「相對於腦部萎縮被視為其成因之一的如失智症、阿茲海默症是以掌管記憶的海馬迴，以及控制理性的額葉，還有負責語言辨識及視覺、聽覺之顳葉前部的萎縮為特徵，酒精則是會讓整個大腦萎縮。

最近發表的一些研究結果也指出，飲酒量與腦的萎縮程度為正相關，喝酒資歷越長的人，腦萎縮的速度越快。一般認為，有無安排『休肝日』之類的喝酒頻率，以及喝蒸餾酒還是釀造酒等酒的種類都不是主要因素，影響最大的是『一生中所飲用的酒精總量』。

換言之，酒喝得越多，腦就會越快萎縮。可怕的是，腦內的神經細胞一旦死亡，並不會像其他器官所具備的幹細胞那樣能再生（有部分例外），所以再也無法恢復成原來的大小。」

腦的萎縮是一種無可避免的老化現象之一

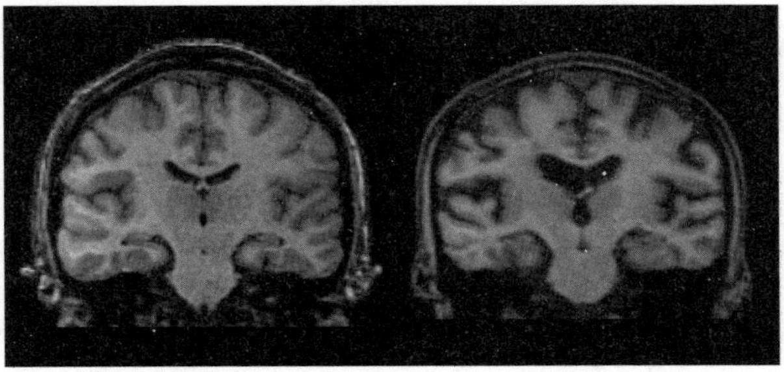

25歲　　　　78歲

圖為25歲和78歲男性的腦部影像比較。由此可明顯看出位於影像中央的側腦室變大，大腦整體縮小。人腦在30歲前後到達顛峰，接著便開始萎縮。一天約減少10萬個神經細胞，即使比對60～65歲時的MRI影像，也能明顯看出腦部已萎縮。（圖片出處：公益財團　長壽科學振興財團　健康長壽網「腦部形態的變化」）

柿木先生還指出：「曾有人針對平常大量飲酒的高齡男性進行調查研究，結果發現比起不太喝酒的男性，其失智症風險高達4.6倍，憂鬱症風險也有3.7倍。」

雖然在人一生的酒精總攝取量與腦萎縮程度的關聯性方面，至今仍未有科學上的定論，但我們的確無法否定酒喝太多在某個程度上，可能會提高罹患腦部疾病的風險。

大腦無法被酒精鍛鍊

即使知道喝太多會增加失智症與憂鬱症風險，戒不了酒的人還是很多。

「酒喝多了，肝臟在某個程度上會被鍛鍊得更強大，那麼，難道大腦不會有類似的『訓練效果』嗎？」我對柿木先生提出疑問。

「很可惜，站在大腦科學家的立場我必須說，就算增加喝酒的頻率，腦也不會像肝臟那樣，因為腦是無法被酒精訓練的。我也是嗜酒如命的酒黨，如果有什麼這方面的訓練技術，自己也很想知道（笑）。

因為對腦來說，酒精這種東西，從生理學的角度看來，就是一種毒物。」

聽到「毒物」一詞，著實讓人瞬間抖了一下，不過，以化學方式合成的藥物也就是一種毒物，而日本自古以來便有所謂「酒為百藥之長」之說。

可是酒的功效，真的對大腦完全沒用嗎？

在此讓我來介紹一張或許可提供「一線希望」的圖表。

有一項針對飲酒量與失智症風險之關聯性的調查研究發現，適量（每週喝

適度飲酒的「失智症」風險最低

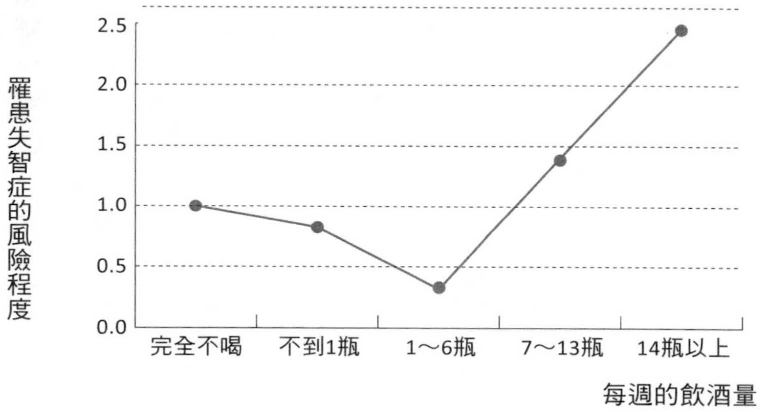

這是以65歲以上的男女共3660人為對象，在美國四個地區所進行的「喝酒與失智症風險」之世代研究調查。各調查對象於1992~1994年間接受MRI檢查，之後於1998~1999年再度接受同樣的檢查。結果發現，以「完全不喝者」為1.0來比較時，每週飲酒量相當於350毫升啤酒1~6瓶的適度飲酒者，其失智症風險是最低的。（JAMA;289.（11）,1405-1413, 2003）

350毫升的啤酒1～6罐）飲酒者的失智症風險是最低的。

換言之，毒與藥僅是一線之隔。這也暗示了只要劑量沒錯，酒對腦來說，也可能是「百藥之長」。

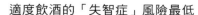

只要喝得適量，就不必太擔心

酒精確實會讓人腦萎縮，但只要與記憶有關的海馬迴和負責身體平衡功能的小腦等重要區域沒有急遽變化，就不會對日常生活造成困擾。

只要別喝太多，確實遵守適量原則，除了腦會稍微萎縮得快一點外，其實也沒必要太擔心。

據說本身也是個大酒鬼的柿木教授，為了避免喝太多，有時會先決定好時間，請家人開車來接。畢竟家人都特地開車來了，即使「意猶未盡」，也不得不乖乖上車回家。

為了這輩子能在維持身體健康的狀態下繼續喝最愛的美酒，就必須在感覺到「真想再來一杯」時，保有放下酒杯的理智，這才是對腦和身體都不造成負擔的喝法。

第 2 章

不被酒精拖累的自我護理

酒嗓的成因其實不在酒？卡拉OK也要多注意

回答者：楠山敏行先生
東京Voice診所

不知各位是否也曾有過歲末年終時連續好幾天參加聚會，一旦來個「全套」，玩到深夜甚至是隔天清晨，第二天喉嚨往往就會出問題，講話困難、聲音沙啞？

我雖然不是經驗豐富的「資深酒家女」，但應該不只我有注意到，長年飲酒的酒黨們很多都具有獨特的「沙啞聲」。有不少人將這種沙啞聲的成因歸咎於所謂的「酒嗓」，也就是以為「是聲帶被酒精弄壞了」。

像「酒嗓」這種常聽到的通俗說法，從醫學的角度看來，確有其事嗎？

為此我訪問了東京Voice診所品川耳鼻喉科的院長楠山敏行先生（東京Voice診所　品川耳鼻喉科院長　國立音樂大學音樂學系兼任講師）。

所謂「酒嗓」的成因其實是香煙？

「可能是因為喝威士忌之類酒精濃度高的酒時，會覺得喉嚨刺刺的，有灼熱感，所以從很久以前開始，就有人把酒後聲音變得沙啞這件事稱做『酒嗓』。但實際上，酒精並不會直接對聲帶造成影響。通常與聲音沙啞直接相關的，主要是吸煙。來我們診所的患者也都不例外。」楠山先生說道。

沒想到，坊間流傳已久的「酒嗓」竟然不是真的！

現在知道讓人聲音啞掉的原因其實是吸煙。但到底香煙是如何造成影響的呢？

「聲帶位於喉頭蓋到氣管之間的所謂『喉頭』處。而發出聲音的動力來源

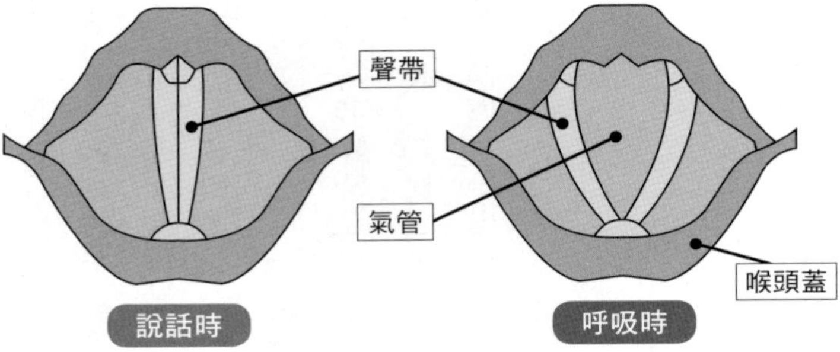

聲帶閉合然後震動，便會產生聲音。吸煙及乾燥、老化等因素會讓聲帶無法平穩地震動，於是聲音就變得低沈、沙啞。

是吐氣，當兩側的兩條聲帶閉合，透過聲帶黏膜的震動，便可產生聲音。可是一旦吸煙，聲帶的血管就會收縮，造成血液循環不良，再加上低溫灼傷，於是導致聲帶浮腫、變形。這就像弦樂器的弦不均勻地變粗、變鬆般，發出來的聲音自然就會是沙啞的。此外，吸煙還會助長乾燥問題，形成對喉嚨來說最糟的環境。」

很多抽煙的人一旦喝酒，煙的數量便會一支接一支地越抽越多。雖說若只是暫時性的聲音沙啞就不用擔心，不過，楠山先生指出：「像老煙槍之類煙癮重的人，一旦聲帶的腫脹慢性化，兩側聲帶如起泡般變形成息肉樣聲帶的風險就會變高。」

據說，從表示健康與吸煙之關係的「布林克曼指數（Brinkman Index）」看來，其風險從「10支（一天）×20年」起急遽上升，這比罹患喉癌的風險「20支（一天）×20年」還高。

而息肉樣聲帶以聲音變沙啞、低沈等症狀為其特徵。症狀輕微者只要戒煙即可改善，不過一旦惡化，就必須以手術切除聲帶黏膜下呈浮腫狀的細胞組織才行。

為了保有好聽的聲音，就得戒煙。更何況對喉嚨來說，香煙有百害而無一利。而且即使是不抽煙的人，在包括喝酒聚會在內的許多場合裡，有時也會吸到二手煙，所以還是多注意一下自己的聲音和喉嚨狀況比較好。

逆流性食道炎也會傷害聲帶

雖然喉嚨方面的專業醫師已斷定，「聲音沙啞的原因在於抽煙」，可是令人疑惑的是，喝酒但不抽煙的人為何也聲音沙啞？

在我周圍不抽煙的酒黨們中，很多人都說他們在喝多了後的隔天早上，「聲音聽起來很糟」、「講話困難」或「聲音沙啞」。在酒精與喉嚨不適之間，是不是有某種因果關係存在呢？

「與其說是酒精本身，造成此種聲音沙啞的主要原因恐怕另有其他。首先，很可能是由平日的喝酒習慣所引發之逆流性食道炎（因強酸性胃液或在胃中消化到一半的食物，逆流回食道而產生的食道發炎現象）的影響。酒精除了會讓防止胃裡東西逆流的肌肉運動變得遲鈍外，還會增加胃酸的分泌，一旦逆流不僅會傷害黏膜，對聲帶也會有不良影響，容易造成聲音沙啞。」

這麼說來，兇手就是酒後經常往上湧，令喉嚨感到一陣酸的胃酸……。沒想到逆流性食道炎不只會影響胃和食道，還會影響到聲音啊。

「其次，可能是因喝酒導致體內水分不足的關係。酒精會抑制抗利尿激素的分泌，造成尿液的排放量增加，身體會有脫水傾向，喉嚨也很乾。此外，血管內的酒精也會搶走細胞的水分。在正常狀態下，女性的聲帶在發聲時每秒震動200～250次（男性為100～120次），但若太乾燥就會無法順利震動，於是就很難發出聲音。講太多話所導致的聲音沙啞，也與乾燥有關。另外補充一點，因下酒菜而攝取過多鹽分時，也會使聲帶腫脹，聲音沙啞。」

至此，楠山先生的解釋或許已經說服各位，不過，他又再補充了一個最糟的理由——那就是「酒後的卡拉ＯＫ」。

愛唱歌的酒黨們絕不可置若罔聞。數杯黃湯下肚後，趁著酒勢，在第二攤、第三攤的卡拉ＯＫ中把一整年的鬱悶一口氣宣洩完畢……。喜歡這樣的人應該不在少數。

酒後的卡拉OK很糟，還加舞蹈動作的話更糟

「酒後唱卡拉ＯＫ對聲帶而言，可說是集『最糟的三大風險』於一身的活動。首先是『勉強以高於本身聲音的音調來唱』，這對聲帶來說是相當嚴重的摧殘。其次是『邊唱邊跳』，一旦有運動效果，呼吸量便增加，再加上大聲歌唱，包括乾燥問題在內，會對聲帶造成雙重損傷。然後為了潤喉又再喝酒，結

果又更進一步促使抗利尿激素的抑制效果，使得體內水分大量流失。最後是『大聲交談』，在卡拉ＯＫ大音量的影響下，大家都不得不用比平常更大的音量交談，於是便對聲帶造成負擔。還有，講很多話時人會用嘴呼吸，而這也會強化聲帶的乾燥現象。另外補充一下，用嘴呼吸的空氣量大約是用鼻子呼吸的6倍。」

隨著聚會進入高潮，唱起過去的熱門金曲還加舞蹈動作，這樣邊唱邊跳的模式可說是相當常；而配合正在唱的人，「來，大家也一起——」……這種玩法也絕非稀有。聽說總是使出渾身解數，一邊運動身體，一邊持續發出聲音的有氧運動教練等，基於運動和講話的雙重傷害，很多都有聲音沙啞的所謂「聲帶結節」問題。

那麼，要是很在意酒後聲音沙啞的話，有沒有什麼方法可減緩其惡化速度呢？

聲音沙啞若持續1個月以上，就該做內視鏡檢查

「很可惜，聲帶是無法鍛鍊的。由於身體隨年齡增長，細胞的保水力也會下降，在某個程度上，聲音無可避免地就是會變低。就這層意義來說，為了預防身體乾燥，酒這種東西還是要適量才行。

聚餐喝酒時，別忘了時不時喝些水以補充水分，光這樣便足以讓呼吸道黏液的分泌增加，可保護聲帶免於乾燥。若預計會有連續好幾天要喝酒聚會，那就盡量避免大聲說話，並妥善控制喝酒的量。要是聲音超過一個月都一直怪怪的，請務必到耳鼻喉科讓專業醫師診斷，最好能做一下內視鏡檢查之類的。」

肯定有些人一旦在歲末年終的尾牙旺季期間聲音啞掉，便會對工作造成困擾。雖說我們已知「酒嗓」這種症狀並非真實存在，但為了避免喝開了以後「接著去卡拉OK續攤吧！」的行程一再連莊，最好還是見好就收，節制一點比較好。

喝酒時請檢查「小便的顏色」

回答者：林松彥先生
慶應義塾大學醫院

一旦喝起酒來，一杯又一杯，緊接著襲來的便是尿意。

去了一次廁所後，彷彿決堤般，短時間內一再跑好幾次廁所的狀況絕不少見。酒黨們往往會順理成章地把這解釋為，「可把體內的酒精排出」，但據說此生理現象的背後，其實也可能隱藏著危機。

這時可能成為「受災地區」的，就是「腎臟」。

在此針對可將血液中的廢物排出、對人體來說具重要功能的腎臟和酒精的關係，我訪問了慶應義塾大學醫院的教授林松彥先生（慶應義塾大學醫院　血液淨化與透析中心主任．教授）。

尿量可達所喝下酒量的1.5倍之多！

「喝了酒之所以會一直跑廁所，原因在於酒精會抑制腦下垂體所分泌的抗利尿激素，以致於產生超出需求的尿量。事實上，喝了啤酒後的尿量比實際喝下的量更多，目前已知可達1.5倍之多。包括啤酒在內的酒精攝取，根本無法補充水分，反而會減少體內水分，故有導致脫水的風險。」

雖然以啤酒代替酒後水的愛酒人士也不少，但看來這種喝法完全沒有補充水分的效果。

想必很多人都有過隨著醉意漸深，越來越覺得口渴的經驗。既然如此，那用水來補充因酒精而流失的水分應該就行了吧？

「喝水確實有其必要，只是問題在於量。大量牛飲有時反而會對身體造成反效果。因為一旦水分攝取過多，血液中的鈉濃度便可能被過度稀釋而引發低鈉血症，會出現虛脫無力、食慾不振、噁心想吐等症狀。水和酒大約等量就可以了。」

根據林先生的說法，為了避免喝酒導致身體出狀況，有一些判斷標準最好能記住，其中之一就是「尿的顏色變化」。

顏色變深、量變少，就是脫水的徵兆!?

健康的人其尿液顏色通常是稍微帶點「淡黃色」，而此黃色的色素來源是名為尿膽素元的物質。這是由血液中血紅蛋白裡的血紅素分子變化後，做為廢物排入尿液的一種物質。

「簡言之，尿液呈淡黃色這件事，就是含有適量血紅素分子的尿被排出體外之證據，表示水分沒有過量。若只大量喝水，尿的顏色就會變淡，變得接近透明。而若喝酒時完全沒補充水分，腎臟就不會像平常那樣正常運作，於是便會出現深黃色的尿，再加上尿的量又減少，那就要擔心可能有脫水的傾向了。」

別再因為尿的頻率高又尿得多而開心地覺得「酒精排出體外了！」而且尿

量減少的話，還可能是「脫水的徵兆」呢！

總之，一般人很容易只想到腎臟的排毒及尿液產生功能，但它其實也是「維持人體生命之關鍵」，擔任了控制體內水分的重要角色。此外，腎臟還「負責調整人體必不可少的鹽分」。

「鹽分過多時，當然血液中的鈉濃度就會變高，這時細胞的滲透壓會上升，試圖增加水分，而腎臟則針對大腦分泌為了讓血液回復到正常鈉濃度（0.9％）的激素。這就是人口很渴時想喝水的狀態。」

如此看來，喝酒時真的要好好注意用來配酒的下酒菜才行。

調查酒黨們常選的下酒菜鹽分多寡後發現，生醃烏賊含有4.8公克的鹽，甜不辣（炸魚漿）3片有3.3公克，魚乾（5～6隻）有2.0公克，日式炸雞塊（3個）有1．16公克，光這些加起來就已攝取了11．26公克的鹽分（出處：《食品80大卡指南》女子營養大學出版部）。

日本厚生勞動省所訂定的每日鈉（等同鹽分）標準攝取量，男性低於8公克，女性低於7公克。但才區區幾份下酒菜，就輕易大幅超標和日本酒很搭的關東煮其實鹽分含量也很高，請務必注意。

即使只有酒精也足以讓人脫水，更何況再加上高鹽形成雙重打擊，於是便進一步強化了這「口渴的螺旋」。

儘管身體對水分的需求越來越強烈，但酒黨們為了解渴潤喉，竟然選擇繼續喝酒精性飲料而非白開水……。

頻尿亦是表示腎功能低下的老化徵兆

「在腎臟內維持體液量，並使鹽分濃度保持一定水平的，是由微血管所聚集形成的約2百萬個腎絲球。除了將心臟送來的血液過濾並做成尿的基礎成分原尿之外，還具有控制尿的排出量等作用。隨著年齡增長，當腎絲球的功能日益衰退，身體的保水力便可能降低，這樣一來，尿的顏色就容易變淡。

換句話說，若尿的顏色是較深的黃色，就表示身體仍維持有保水力，且有將廢物等確實排出體外，可見腎功能還很健全。」

依據年齡增長之腎功能（GFR）退化模擬分析

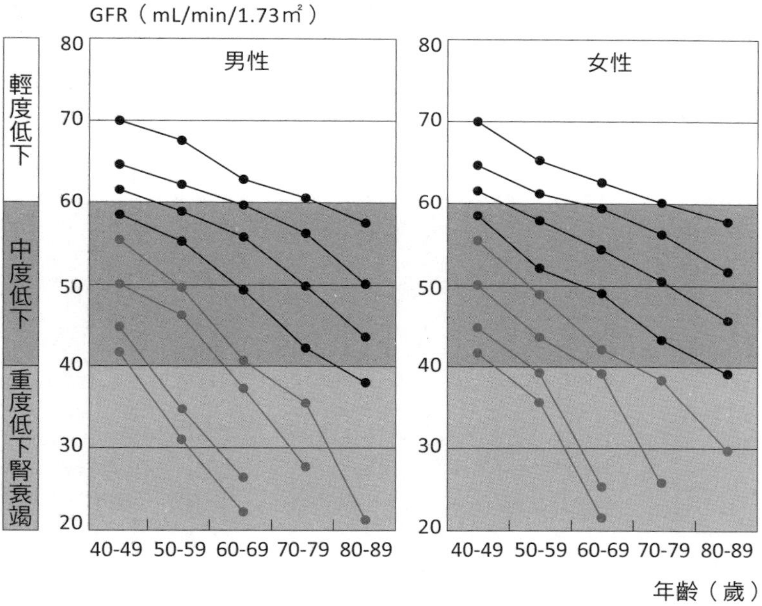

目前已知從40歲起，腎功能指標GRF會以每年1%的速度下降。圖中的黑線是依據40歲時的數值來模擬未來腎功能的退化狀況，灰線則是有慢性腎臟病（CKD）的情況。隨著人逐漸邁入高齡，預估GFR的降低會變得越來越明顯。此外，GFR的數值一旦低於20，就必須進行「人工透析」（即俗稱的「洗腎」）。（引用並改編自日本腎臟學會CKD對策委員會疫學WG, 2006）

因老化造成的衰退當然有性別與個人差異，不過，基本上以40歲為分界，代表腎絲球過濾量的「GFR」值每年會降低1%左右。光想到就令人背脊發涼。據說若再加上有喝酒習慣，又會更進一步促進其退化。

「GFR一旦低下，身體的保水能力便會降低，亦即身體可儲存的水量減少，結果往往就是導致排尿的次數增加。簡言之，便是年紀越大越容易脫水。如果又有酒精抑制抗利尿激素，排出的尿量更多，於是體內水分便不斷流失。也就是說，中高齡的人喝酒，會更容易陷入脫水狀態。」

因此，為了預防脫水，最好在喝酒期間，時不時注意一下自己的尿色和尿量，並適度攝取水分。

那麼，有沒有什麼辦法可提升GFR呢？

針對這點，林先生表示：「很不幸地，腎功能一旦慢性衰退，以今日的醫學技術來說，是無法恢復GFR值的。」

雖然坊間到處可見許多強調能提高腎功能的營養補充品，但據說目前尚未有任何顯示出確切效果的研究數據存在。如果在排尿方面有任何毛病、覺得擔心的話，盡快去找醫生商量會比較好。

……這樣說來，為了避免造成腎臟的負擔，就只能盡量避免攝取酒精和鹽分了嗎？

「過量的酒精與鹽分攝取本來就會加重腎臟、肝臟的負擔，站在專業醫師的立場，兩者都不建議主動攝取。但若無論如何就是戒不了酒的話，至少要注意以下三件事——那就是肥胖、高血壓，以及抽煙。這些不僅都會增加血管的負擔，也會明顯促使GFR的低下。為了盡可能降低腎臟的衰退程度，避免生活習慣病發生的方針，基本上都算有效。」

愛酒人士往往容易有「生活習慣病」，而對酒黨們來說，「適量」二字又堪稱是最高門檻，但為了腎臟好，最好還是稍微努力一點吧。

不知不覺就吃太多的下酒菜才是肥胖的「罪魁禍首」

回答者：林博之先生
澀谷DS診所澀谷分院

「很愛喝酒，但又怕胖。」對幾乎每天喝酒的酒黨們來說，發胖應該是很令人在意的問題。

的確，環顧周遭愛喝酒的人，要說瘦實在勉強，甚至很多人都患有以肥胖為原因之一的「脂肪肝」、「糖尿病」、「痛風」等生活習慣病。

雖然在最近的飲食理論中也有「酒屬於空卡路里*，所以不會胖」的說法存在，然而一旦喝酒聚會不斷，體重就會穩定成長。

到底酒本身是會助長肥胖的嗎？

在此訪問的是減重專門醫院「澀谷DS診所」的林博之先生（澀谷DS診所澀谷分院院長）。

「只有」酒的話就沒那麼胖？

「若把酒換算成純酒精，1公克有7.1大卡的熱量，但目前已知其中約70％會被代謝掉，這就是『酒屬於空卡路里』，亦即酒『不會胖』的理由之一。比起透過脂肪或醣類攝取同量卡路里的情況，由於酒精本身沒什麼營養素，所以增加體重的效果沒那麼強。有鑑於此，若只有純酒精，或許就可說是幾乎不會發胖。然而，啤酒、日本酒、葡萄酒等釀造酒都含有醣類、蛋白質等，這些酒喝多了，所攝取的卡路里當然還是會一路增加。因此，遵守適量原則終究很重要。」

＊注解：空卡路里，不是指無卡路里，而是指幾乎不含什麼營養素但卻有卡路里之意。

林先生所說的「適量」，是指將純酒精的攝取量控制在20～40公克的範圍內，換算成日本酒便是約1～2合。

實際上，在他們的診所裡，對於「想減肥但無法戒酒」的患者，「只要將熱量控制在200大卡以下，喝酒是被允許的」，也就是中杯的啤酒一杯或葡萄酒接近3杯是在容許範圍內。

公開承認自己是酒黨的林先生表示：「我個人都很小心地把酒精的熱量攝取控制在200大卡以內，並選擇無醣、零嘌呤*的酒精性飲料。」

其實是「下酒菜」吃太多了！

但即使有遵守適量原則，實際上還是很多人都胖了。理由很簡單，林先生指出：「其實是配酒吃的下酒菜吃太多了。」

在此列出幾個大家在居酒屋等經常會點的食物。

■「中杯生啤酒」200大卡。

■「日式炸雞塊」（3～4個，120公克左右）286大卡。

■「甜不辣（炸魚漿）」（2片，100公克左右）150大卡。

■「馬鈴薯沙拉」（120公克左右）200大卡。

這些加起來共836大卡。。

可是沒有哪個愛酒人士只會喝1杯啤酒就收手的。從「先來個啤酒」開始，接著是日本酒、葡萄酒、正宗燒酒，最後還要以拉麵收尾，很多甚至都要衝完整套「酒鬼經典全餐」才願意罷手。而且拉麵還是「灑滿豬背油」的豚骨系，加上叉燒肉和滷蛋等配料，要是連湯都喝光，這碗麵光是熱量很可能就超過2千大卡了。

真的衝完整套的話，從第1杯啤酒展開的這一整晚吃喝，所攝取的熱量輕易就能突破3千大卡。都在深夜時分以高卡路里的料理填飽肚子了，再怎麼為

＊注解：嘌呤（C5H4N4，Purine，又名普林），是新陳代謝過程中的一種代謝物，尿酸的來源。

了減肥而注意所喝下的酒量都沒用，胖是理所當然。

越晚開喝的聚會越容易讓人發福

若是想享受美酒但又不想發胖，據說在吃東西時，多加注意並養成「控制一整天的總熱量攝取」的習慣會很有效。

「對平日常喝酒的人來說，關鍵就在於，要『控制所有下酒菜的總熱量』。不過，有一點必須注意，那就是一天一定要吃三餐，不能省略任何一餐。像是早餐吃水果，中午吃蕎麥麵等，哪一餐少吃點都行，但就是不能採取早餐省略然後中午又吃少這類方式。因為這樣容易拉長空腹時間，導致晚上『大吃大喝』、『狼吞虎嚥』，結果又很容易熱量爆表。」

尤其是關於大吃大喝的部分，據說越晚開喝的聚會越要小心。為了避免大吃大喝，在聚會一開始時先吃一些沙拉、蔬菜棒等富含膳食纖維又低熱量的東西會比較好。這樣就能縮小胃部空間，高卡路里的下酒菜就會比較裝不下，同時還可避免胃壁及腸壁因直接接觸酒精而受損。

若是要壓低下酒菜的熱量，以「蒸」、「燉煮」、「烤」、「水煮」等不用油的調理方式所做的菜通常較為理想。例如：毛豆、番茄、海帶芽及小黃瓜等醋漬涼拌菜、低熱量的蔬菜與海藻類，還有川燙豆腐、生花枝絲等脂肪少且富含優質蛋白質的菜色都很推薦。

反之像大阪燒、披薩、煎餃、馬鈴薯沙拉、日式炸雞塊等脂肪與醣類含量都很高的「高熱量」下酒菜，則會增加中性脂肪，容易導致體重增加。

常出現在喝酒聚會中的料理多半都「很鹹」、「味道很重」，不僅會讓人一杯接一杯，同時筷子也停不下來，往往不知不覺地就喝太多、吃太多。

9大卡可成為1公克的脂肪

為了避免這種「惡性循環」，林先生說：「最好能以2～3天為一個單位，有意識地調整期間的飲食節奏與週期。」

像這樣以2～3天為基礎週期的調整方式，對忙碌的商業人士來說，也比較容易實行。

「首先，要針對自己的體重設定一個『標準』，並且『養成每天早上秤體重的習慣』。每天早上都秤體重，一旦有哪天超出設定範圍，在那2～3天內便要盡可能節制脂肪、醣類的攝取，飲食須注意以蔬菜和植物性蛋白質為主。要能夠持續喝酒又不至於發胖，就必須養成不累積『脂肪存款』的習慣。」

「體重只多了一公斤左右，應該還好吧！」若如此縱容自己，它很快就會成為名為脂肪的負面儲蓄。

在生理學上，當體內剩下未消耗掉的9大卡能量，就表示它會被轉換成1公克的脂肪。

像這樣的「小事」每天不斷累積，就會變成龐大的積蓄，讓體重實實在在地增加。為了避免此種狀況成真，就要以標準體重為指標，小心地控管熱量。

「如果真的是很愛酒，想要一輩子持續喝下去的話，應該是有辦法努力做到才對。」林先生笑著說。

為了不要陷入隨體重增加而導致「尿酸值惡化」、「中性脂肪增加」、「血糖值上升」等生活習慣病的螺旋，也為了能在此生持續享受美酒，對酒黨們來說，「每天穩定紮實的努力」是必不可少的。

「脂肪肝」真的很可怕，務必詳閱健檢結果

回答者：淺部伸一先生
自治醫科大學附屬埼玉醫療中心

很多商業人士都擔心「脂肪肝」，而很多人一收到檢康檢查結果，第一個查看的往往就是這部分。

說到脂肪肝，似乎給人「脂肪及糖攝取過多所導致之肥胖相關疾病」的印象十分強烈。

又或許是因為「酒屬於空卡路里，所以不會胖」這一說法，導致很多人都以為酒精和脂肪肝沒什麼關係。又或是就算有關係，應該也沒有太大影響，我先前一直都這麼認為。

但其實，兩者之間的關係可大了。換言之，我後來才知道，脂肪肝的主要成因之一，就是酒精。

想想在我認識的愛酒人士之中，中廣型的人遠比瘦的人多。或者即使外表看起來瘦瘦的，中性脂肪的數值卻很高，有脂肪肝傾向，甚至已被診斷出脂肪肝的也不在少數。

我自己也是體重雖然還算在平均值範圍，但很丟人地，中性脂肪稍微偏高。目前還沒被診斷為代謝症候群，不過肯定是有「隱性肥胖」問題的。

下酒菜都以蔬菜為主，我以為自己在飲食方面已經非常小心、注意了，但到底為什麼還會變成「隱性肥胖」？酒的影響果然還是很大嗎？

所謂「嗜酒如命」的愛酒人士，想必都殷切地盼望著今後的人生能繼續和酒一起度過。可是再這樣下去，一定會得脂肪肝啊！——包括我在內，如此憂心忡忡的人應該相當多。

因此，我針對酒精與脂肪肝的關係，訪問了自治醫科大學附屬埼玉醫療中心的淺部伸一先生（自治醫科大學附屬埼玉醫療中心　消化器官內科前副教授）。

日本人每三人中就有一個有脂肪肝!?

「有人說，現在日本人每三人中就有一個罹患脂肪肝。也有報告指出，曾接受過健康檢查的日本成年人有32％患有脂肪肝。甚至還有調查報告說，在BMI＊25～28的輕度肥胖者之中，約58％的人有脂肪肝。」

此外，亦有數據顯示，和歐美人相比，日本人的脂肪肝罹患率可說是相當地高。

因飲食西化而開始在日本蔓延的脂肪肝，到底是指什麼樣的狀態呢？

「脂肪肝是指脂肪（尤其是中性脂肪）累積在肝臟（肝細胞）裡的狀態。說得更簡單點就是，有如『法式鵝肝般的肝臟狀態』。脂肪肝的形成機制其實非常單純，就是拿進肝臟『製作的脂肪』比從肝臟拿出去『用掉的脂肪』更

＊注解：BMI（身體質量指數），體重（kg）÷身高（m）÷身高（m）

日本成年人每三人中就有一個有脂肪肝!?

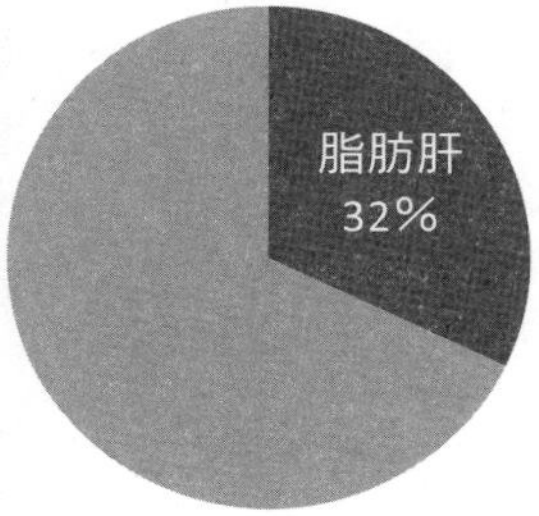

經調查發現，曾接受過健康檢查的日本人有32%患有脂肪肝。圖為曾於健檢中心接受檢查的1578名日本成年人（男性1208人、35～69歲）有脂肪肝的比例。

（出處：Omagari K et al. J Clin Biochem Nutr;45,56-57,2009）

脂肪肝會隨著肥胖程度而增加

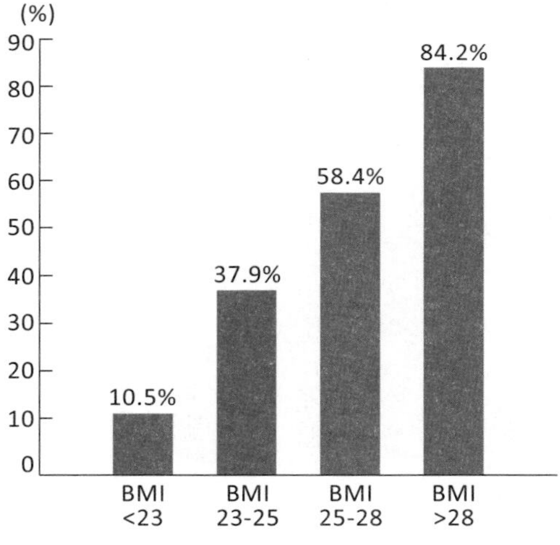

這是以超過8000名的受測者為對象，調查不同肥胖程度（BMI）之脂肪肝罹患率差異的結果數據。由此可知，脂肪肝會隨著肥胖程度越高而增加。

（出處：Eguchi Y et al. J Gastrol; 47,586-595,2012）

多。亦即沒用完的脂肪被當成『存款』存在肝臟裡所造成的。」

存的若是錢那就太棒了，脂肪存下來只會帶來困擾而已。可是實際上被診斷出脂肪肝的人，有感受到多大的危機感呢？

老實說，多數人通常都會覺得「放著不管應該也不會怎樣吧？」

但這樣的想法就大錯特錯了。

「千萬別小看脂肪肝。如果放著脂肪肝不管，也不改變既有生活習慣的話，便會發炎、纖維化*，導致肝臟變硬，最後甚至可能肝硬化，甚至演變為肝癌。由於肝臟的再生能力很強，故這種進展是很緩慢的，也因此一旦注意到時，往往已經惡化。」

酒精是脂肪肝的直接成因

看來，脂肪肝似乎真的是不容小覷。

*注解：肝臟的纖維化，因慢性發炎導致肝細胞死亡、減少。一旦整個肝臟都纖維化，就變成肝硬化。

脂肪肝的分類

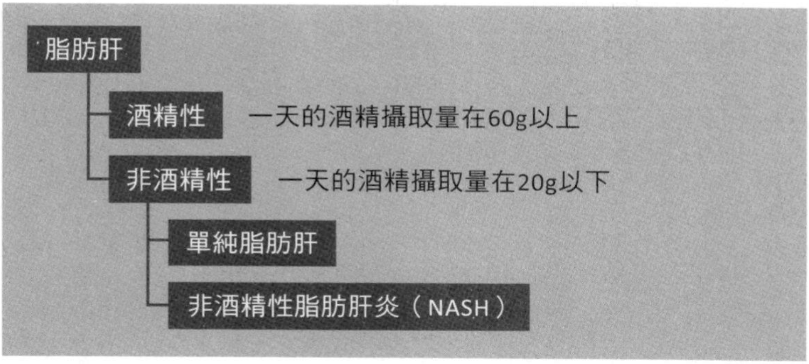

脂肪肝是指脂肪（尤其是中性脂肪）累積在肝臟的肝細胞裡的狀態。而脂肪肝可大致分為「酒精性」與「非酒精性」兩類，其中非酒精性脂肪肝又分為「單純脂肪肝」和「非酒精性脂肪肝炎（NASH）」。

依據淺部先生的說法：「脂肪肝的主要成因，除了熱量過高的飲食和慢性運動不足外，酒精亦是其中之一。」

別再說什麼「酒精不會讓人發胖」了，沒想到它竟然是誘發脂肪肝的直接元兇！對愛酒人士來說，這消息真是令人想大喊「不會吧?!」

「脂肪肝分為以大量飲酒為原因的酒精性脂肪肝，以及與肥胖、高血脂、糖尿病等有關的非酒精性脂肪肝共二大類。一般來說，非酒精性脂肪肝的患者較多，但如果是

『愛喝酒』的人，則為前者的可能性很高。」

知道酒精可能是脂肪肝的直接成因後，接著再讓我們進一步確認，到底它是如何引發脂肪肝的？

酒精在代謝時會阻礙脂肪燃燒

淺部先生表示，酒精的大量攝取之所以會導致脂肪肝，其理由有二：

「首先，酒精是中性脂肪的原料，被送到肝臟的乙醇會被乙醇脫氫酶（ADH1B）轉換成乙醛，然後再被乙醛脫氫酶轉換成醋酸，接著變成乙醯輔酶A，最後在產生能量的同時，生成脂肪酸。而這脂肪酸正是中性脂肪的基礎原料。

其次另一原因則是，當酒精在肝臟中被代謝時，會妨礙脂肪的燃燒。平常我們的身體會將脂肪酸以「β氧化」作用代謝，而所謂的β氧化作用，是指將脂肪酸氧化，並於最終生成細胞所需之能源的過程。可是酒精在肝臟中被代謝

酒精的代謝過程

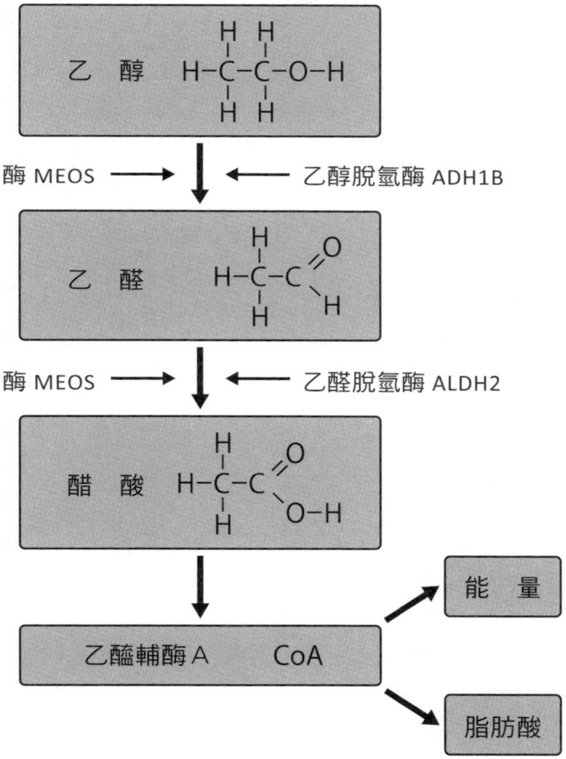

酒精（乙醇）約有90%都是在肝臟被代謝。
乙醇經過「乙醛」、「醋酸」等階段，最後變成能量和脂肪酸。

時，β氧化作用會被抑制，造成脂肪難以燃燒，於是沒被代謝掉的多餘脂肪酸便容易累積在肝臟裡。所以愛喝酒的人才會容易罹患脂肪肝。」

原來如此，也就是說「大量飲酒根本就是直通脂肪肝」啊。

當一天的純酒精攝取量超過60公克（約相當於日本酒3合）時，幾乎都是酒精性脂肪肝。

過度攝取酒精會導致脂肪肝這件事，在醫療領域中是屬於教科書上都有寫的最基本常識之一。

我還真是沒常識啊……。

酒精的總攝取量比休肝日更重要

如果是酒精性脂肪肝，由於已知原因就在酒，所以趕快安排休肝日應該就行了吧！

但據說「減少酒精的總攝取量比休肝日更重要」。

「所謂的適量，換算成純酒精是每週150公克左右。雖說安排休肝日也是有效的做法，但要是休息一天後隔天便立刻狂喝一頓，那也是白搭。若是想改善脂肪肝，比起休肝日，致力於『控制總量』應該更為理想。」

此外，據說下酒菜的選擇也很重要。

「尤其必須注意不能攝取太多的碳水化合物（醣類）。酒精會抑制肝臟的葡萄糖釋出，造成血糖難以上升，於是人就容易覺得肚子餓。一旦為了消除飢餓感而選擇富含醣類的大阪燒、炒麵等碳水化合物做為下酒菜，便會陷入脂肪越積越多的惡性循環。」

不僅因酒精代謝而累積脂肪，又再加上來自下酒菜的脂肪，簡直就是「脂肪的雙重攻擊」。

酒後來碗拉麵確實是滋味非凡，但千萬不能被酒精所引發的飢餓感給騙了。

別只在健檢前暫停喝酒

「減量喝酒」、「注意挑選下酒菜」等都已重複叮嚀多次，除此之外還有其他該注意的要點嗎？

「要定期做健康檢查。而且在這部分最重要的是，不能因為要健檢，就刻意暫停喝酒。健康檢查這種事，就是要在平常的生活狀態下做檢查才有意義。就算因暫時戒酒而使得健檢結果看起來很漂亮，那也只是一時的。為了瞭解自己肝臟的真正實力，也為了面對目前的喝法對肝臟所造成的傷害，建議大家務必在健檢前仍維持著平常的生活方式較好。」

這番忠言確實逆耳，但健檢畢竟不是為了獲得好成績、看到漂亮數字。健檢的目的，是要準確瞭解自己目前的身體狀況。

要是檢查結果不好，就戒酒1個月後，再檢查一次；如果數字還是很糟，或許是有除了酒以外的其他因素。為了找出隱藏的疾病，這種「只在健檢前暫停喝酒」的「臨時抱佛腳」行為，還是別做得好。

淺部先生還說：「收到健檢結果時，應確認的除了中性脂肪（TG）外，還有對肝臟的解毒功能有助益的γ-GTP，以及做為肝細胞損壞程度指標的ALT（GPT）這三項。」

若有脂肪肝的話，最好再加上血液檢查、超音波檢查及電腦斷層掃描（CT掃描）等一起診斷，會比較保險。

或許因為有脂肪肝的人越來越多的關係，坊間也出現了許多強調對脂肪肝有效的營養補充品，但據說「試圖對肝臟產生作用的營養補充品，有時會有反效果。」尤其是β胡蘿蔔素和維生素E等脂溶性的東西，有可能在體內累積，故應避免以一般外行人的想法來判斷該不該吃，服用前還是先諮詢專業醫師較好。

已有確實證據顯示「對脂肪肝有效」的，目前只有飲食療法與運動療法兩種。減量飲酒、適度運動，再加上均衡飲食，就是最好的特效藥。

第 3 章

喝酒不生病的守則

經14萬人調查結果證實的不生病喝酒法

回答者：津金昌一郎
國立癌症研究中心

「生病很可怕吔，你怎麼還有辦法繼續喝下去呢？」

年輕時血氣方剛，喔不，即使是上了年紀，依舊過度自信地覺得自己身體還很好，自信滿滿地嚷嚷著：「我要喝，我要喝，把酒給我拿來！」像這樣喝個不停的酒黨們應該很多。

可是，若採取和年輕時一樣的喝法，代謝症候群及高血壓等生活習慣病不知不覺便會爬上身。因工作應酬而不得不喝的人也一樣。

就算虛張聲勢地說什麼「高尿酸值與高γ-GTP值是傲人的勳章啊！」但其實「好怕喝出病來」才是真心話。

於是在此針對酒精與疾病風險間的關係，我訪問了國立癌症研究中心的津金昌一郎先生（國立癌症研究中心　社會與健康研究中心主任）。

「酒精對身體來說，本來就是一種「毒物」。長年持續過量飲酒，罹患各種疾病的風險肯定是會增加的。例如：以男性的喝酒量來說，比起『偶爾喝（每週不到一天）的人』，『每天平均喝相當於2合日本酒量的人』和『每天平均喝相當於3合日本酒以上量的人』，其罹癌風險分別為1.4倍和1.6倍。

若再進一步區分癌的發生部位，『喝2合以上量的人』其食道癌罹患風險會升高至4.6倍，大腸癌會增加為2.1倍。中風則有1.4倍的數據存在。」

聽到專家斬釘截鐵地說「酒精是毒」，還以具體數字清楚地揭露罹病風險，著實令我一度語塞。

津金先生所提出的這些數值，是基於什麼計算出來的呢？

針對14萬人每5年追蹤調查一次

「剛剛提出的數值，是來自『多目的世代研究』的結果。所謂的世代研究，簡單說就是指長期的觀察型流行病學研究。這是日本於一九九〇年起展開的一項大規模調查，以全國11個地區的14萬420人為對象持續進行。針對喝酒、飲食、吸煙、運動等生活習慣對生活品質（QOL）及疾病的影響，觀察特定群體，並用統計學加以驗證。」

「多目的世代研究」想必有不少人是第一次聽到，此研究提供了許多可參考的科學證據，能讓我們更進一步瞭解適合日本人的生活習慣，以及維持健康所需之要素。

在調查喝酒習慣的項目中，研究人員分別針對喝酒的「頻率」、「酒的種類」、「分量」等，每隔5年讓參與調查的受測者回答相同形式的題目。透過這樣對14萬人的追蹤調查，喝酒與罹患疾病的關聯性便得以逐漸釐清。

「舉例來說，像酒黨們都很擔心的糖尿病，若以喝酒頻率『每週不到一天

關於喝酒和糖尿病罹患率的風險統計

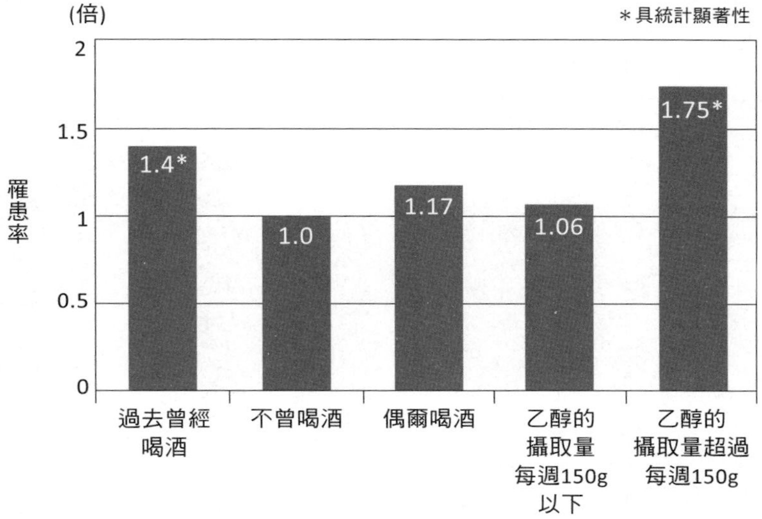

這是針對40～59歲的男、女各1萬5千人，歷經10年追蹤調查的結果。以男性來說，一旦每天平均喝的酒精量換算起來超過日本酒的1合，罹患糖尿病的風險便會增加。但相對於此，女性反而是風險變低。

（出處：Waki.K.et al.Diabet Med.;2005.22:323-331）

人』的風險為1，男性一旦每天平均喝『超過1合』（乙醇的量每週超過150公克）的話，得糖尿病的風險就是會比較高。」

有些疾病喝了酒會提高其風險，有些反而會降低風險

那麼，有日本國民三大疾病之稱的「心臟病」、「中風」及「癌症」又是如何呢？

「有趣的是，若以不喝酒者的罹患風險為1，隨著喝酒的量增加，缺血性心臟病的風險反而會小於1。相對於此，所有的腦中風則是在每週攝取的總乙醇量超過300公克時，其罹患率會上升。喝酒只要是適量，以血液循環系統整體來說，疾病罹患風險並不會提高，甚至還會降低。」

「這真是個好消息！」好想握拳擺出勝利的姿勢，但現在高興還嫌太早了點。

「不過很可惜，在觀察『飲酒量』與『癌症整體』的罹患風險相關性時卻

關於飲酒量與心血管疾病罹患率的風險統計

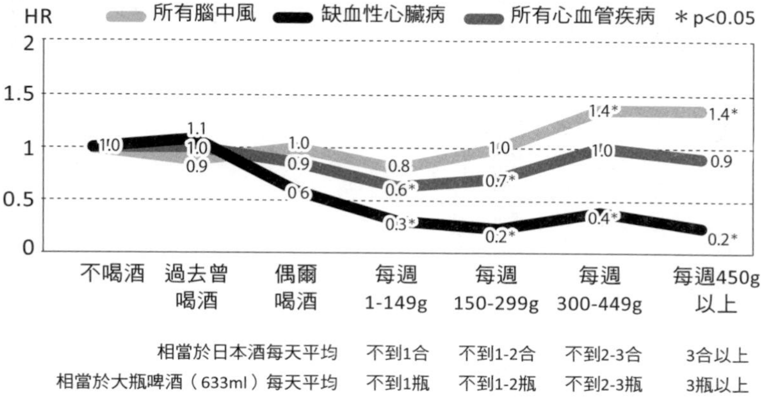

這是針對40～69歲的男性共1萬9千人，歷經10年追蹤調查的結果。若以「不喝酒」的風險為1來比較，一旦每週平均純酒精攝取量超過300公克，「所有腦中風」的風險都會提高；而相對於此，「缺血性心臟病」的風險則會降低。

（出處：Ikehara S.et al.Alcohol Clin Exp Res.;2009.33（6）1025-1032）

發現，喝的量越多，罹患風險就越高。在國際性的因果關係評估上，目前已確認在『口腔』、『咽頭』、『喉頭』、『食道』、『大腸』、『乳房』等癌症方面，酒確實是會造成風險的。而日本人也不例外，同樣有此傾向。」

「休肝日」還是有其必要性

那麼，要注意什麼才能在維持健康的同時繼續喝酒呢？

在這方面，從多目的世代研究的結果亦可提出一些解釋，而其答案就是「適量飲酒」與「休肝日」。

各位或許會很不耐煩地覺得「怎麼又來了……」，但聽過津金先生的說明後，你應該就會明白這是多麼地重要。

「由研究結果可知，換算成純酒精的話，對一般人而言的適量，就是每天20公克左右。若換算成別的酒類，大約是中瓶啤酒1瓶（500毫升）、日本酒1合，又或是葡萄酒2杯左右（約180毫升）。聽到這裡你可能會覺得『蛤？這麼

飲酒量與癌症整體罹患風險的關聯性

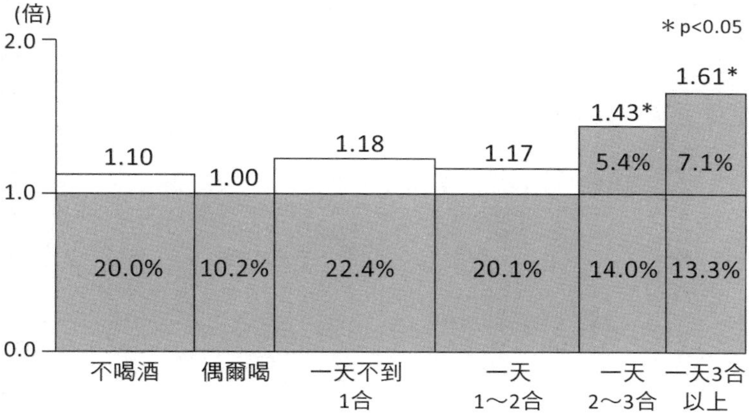

這是針對40～59歲的男性3萬5000人，歷經9～12年追蹤調查的結果。若以「偶爾喝」的風險為1來比較，隨著喝酒的量增加，癌症整體的罹患率都會升高。而此報告指出「只要避免一天喝2合以上，就能有12.5%的防癌比率」。（出處：Inoue M,et al.Br J Cancer;2005.92:182-87）

少喔？』但仔細想想，全體加總下來每週是能喝到約150公克的，這分量絕不算少。也就是說，與其在意平均一天可攝取的量，其實就改以一週為單位來看總量，感覺就會好很多。」

除此之外，還有另一個重要的關鍵詞，那就是「休肝日」。

津金先生表示，即使是最期待每天晚上來一杯的人，為了維持健康，也為了體貼自己的身體，絕對有必要慎重考慮休肝日的安排。

「就算喝得很少，每天都攝取酒精的話，肝臟就必須不斷地反覆將酒精分解成乙醛。要像例行工作般每天分解相當於『毒物』的酒精，對細胞來說終究是很大的負擔。舉個例子，每週純乙醇攝取量超過450公克的男性，『沒安排休肝日者（每週喝5～7天）』的死亡風險是『有安排休肝日者（每週喝1～4天）』的1.8倍（出處：Marugame T, et al. Am J Epidemiol 2007;165:1039-46）。

所以要訂定以週為單位的『喝酒計畫』，每週至少安排兩天以上的休肝日，並將乙醇的攝取量控制在150公克以下；如果願意承擔一點風險的話，那麼可將上限提高至300公克。這就是從世代研究所找出的最佳辦法。」

只要想著「今天忍忍，明天就能喝了」，休肝日應該也沒那麼痛苦才對。

維生素B群能降低疾病風險

另外，研究還顯示了，只要注意每天的飲食，便可進一步降低疾病風險之可能性。

「例如，有報告指出，經常攝取蔬菜水果的人，其食道癌（男性的鱗狀上皮型細胞癌）的罹患風險就會降低。故有喝酒習慣的人，或許可注意多積極攝取這類食材。」

依據津金先生的說法，在有喝酒習慣的人之中，大量攝取維生素B群，尤其是「維生素B6」的人，其大腸癌及心肌梗塞等疾病的罹患風險較低。而富含維生素B6的代表性食材包括有動物的肝臟，以及鮪魚、鰹魚等紅肉魚。

「話雖如此，但事情當然不是只要攝取特定的食材及營養素，就能降低疾病風險這麼單純。控制與生活習慣病之主要成因有關的『鹽分』、『醣類』，以及均衡的飲食等也都非常重要。還有拿來配酒的下酒菜也必須注意。」

另一方面，和飲食具同等重要性的還有固定、規律的運動習慣。

在針對14萬人所做的調查結果中，有運動習慣者罹患三大疾病的風險是比較低的。甚至，有定期運動的人其喝酒量意外地少，似乎也多半都屬於「適量飲酒派」。

另外補充一下，不用我多說想必大家都知道，在與酒有關的生活習慣及嗜好組合中，「抽煙」是最糟的。從世代研究也已得知，有抽煙習慣的人，隨著其喝酒量越多，罹患癌症等疾病的風險會顯著增加。

喝酒務必謹守適量原則，還要安排休肝日，並注意飲食生活、適度運動。

這便是以14萬人為對象，從長期追蹤調查之結果所獲得的——「在維持健康的狀況下，開心並長久地與酒持續交往下去」的秘訣。

「酒為百藥之長」終究是「有條件的」

回答者：樋口進先生
國立醫院機構久里濱醫療中心

「酒為百藥之長！」

正如此話流傳已久，長久以來，酒這種東西都被認為只要是適量，便對健康是有益的。

對酒黨們來說，這句話簡直就像是救命藥盒，不僅擅自將之解釋為「喝酒比完全不喝對身體更好」，甚至把這當成喝酒藉口的人應該也不少。

確實有數據資料支持這種「適量飲酒有助於健康長壽」的論點。在專業術語中這叫「J曲線效果」，這是因為以喝酒量為橫軸、以死亡率為縱軸時，所畫出之圖形類似字母「J」的關係。

換言之，雖然喝得適量時死亡率會下降，可是一旦超過某個特定的量，死亡率便會開始上升。

做為展現酒的健康效果之用，此圖經常出現於各種情境中。故酒黨就不用說了，即使不是愛酒人士應該多少也有看過才是。我也不例外，總是把它當成喝酒時讓自己安心的證據之一，滿懷感恩地奉之為圭臬。

但冷靜想想，這J曲線效果實際上到底是怎麼一回事呢？固然說是死亡率會下降，但是針對所有的疾病、所有的人都呈現出同樣的趨勢嗎？

在這世上，患有像高血壓之類慢性病的人很多，而有些人對酒精的耐受性很強，也有些人是很弱的，性別差異、年齡差異……等等因素實在太多，根本無法全都考量進來。

於是我訪問了國立醫院機構久里濱醫療中心的院長樋口進先生（獨立行政法人國立醫院機構　久里濱醫療中心院長）。

J曲線效果並不適用於所有疾病

「就結論而言，根據世代研究等調查，在喝酒和總死亡率的關係方面，已證實的確存在有J曲線效果。只不過並非所有疾病皆如此。也就是說，依疾病的種類不同，少量飲酒也可能造成不良影響。少量飲酒並非對所有疾病都能有好效果。」

所謂的世代研究，是以一般居民群體為對象，所進行的長期觀察型流行病學研究。依樋口先生的說法，在喝酒量與健康風險的關聯性上，歐美與日本都有進行相關研究，而許多研究結果都顯示出，喝酒和總死亡率之間具有「J曲線」關係。

「綜合分析以西方人為對象的14項調查研究後發表於一九九六年的一份報告指出，不論男女，每天平均攝取19公克酒精者的死亡風險比不喝酒的人還低。（出處：Holman CD, et al. Med J Aust. 1996;164:141-145）」

此外，在日本國內透過大規模的世代研究，也同樣獲得了適量飲酒能降低

酒精攝取量與死亡風險的關係（非日本）

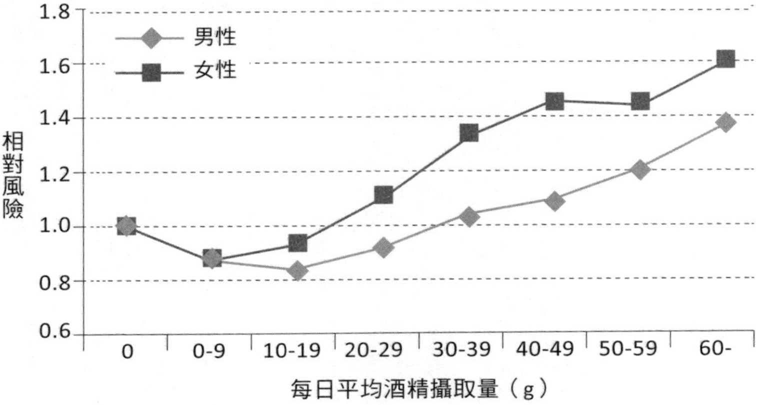

這是綜合分析非日本之國家14項研究所得之結果。由此可確認適量飲酒者有死亡風險較低的傾向。（出處：Holman CD, et al. Med J Aust. 1996;164:141-145）

死亡風險的結果（出處：Ann Epidemiol. 2005;15:590-597）。這是針對日本國內40～79歲的男女約11萬人，持續追蹤調查9～11年所獲得的結果。就總死亡率而言，不論男女，都是以每天平均攝取低於23公克酒精（約等於日本酒不到1合）者的風險最低。

「適量飲酒能降低死亡率」這種普遍性說法，就是來自於這些國內外的研究報告。

此外，樋口先生又再補充：「依據世代研究的調查結果，少量飲酒者的死亡率確實較低，但這並不表示它與喝酒有因果關係。更何況已證實的確存在有J曲線效果的，也只有先進國家的中年男女而已。」

高血壓、高血脂的人即使少量飲酒也還是危險

就像樋口先生剛剛說的，已證實的確存在有J曲線效果的，僅限於特定疾病。

多年來，基於「酒為百藥之長」一說，我一直相信「適量飲酒有益身體健康！」但這點卻因樋口先生的說法而變得相當可疑……。

那麼，到底有哪些疾病是即使少量飲酒，風險還是會升高的呢？

「即使少量飲酒風險還是會增加的疾病，主要包括高血壓、高血脂、腦溢血、乳癌（40歲以上）等。這些疾病的風險都與喝酒量呈正比，呈現線性上升趨勢，換言之，就算喝得少，只要有喝酒，風險便會增加。其中乳癌雖是遺傳因素強烈的疾病，但喝酒的罹患風險還是比完全不喝要高。

另外，肝硬化則是呈現出指數式的變化趨勢，亦即同樣是喝得越多風險越高。只不過量少時風險的上升幅度較平緩，一旦超過某個程度，其風險便會一舉大幅升高。」

聽到樋口先生所列舉的病名，著實令人膽戰心驚，高血壓、高血脂和乳癌都是現代很熟悉的疾病。

若是如此，為何整體死亡率仍呈現出「適量飲酒會降低風險」的趨勢呢？

「如圖所示，心肌梗塞及狹心症等缺血性心臟病、中風、第二型糖尿病等，都有呈現出罹患率會因少量飲酒而降低之傾向。其中心肌梗塞等心臟病，對死亡率的影響是非常大的。也就是說，由於比起剛剛列舉的即使少量飲酒風險也會升高的疾病，心臟病等風險會降低的疾病影響性較其他大，所以整體的總死亡率仍會呈現出J曲線模式。」

此外，據樋口先生表示：「目前已知少量飲酒也能讓（老年人的）認知能力下降的發病風險降低。」

原來是這麼一回事啊。那麼，我們該如何理解這些研究結果，接著又該怎

酒精攝取量與死亡風險的關係（日本）

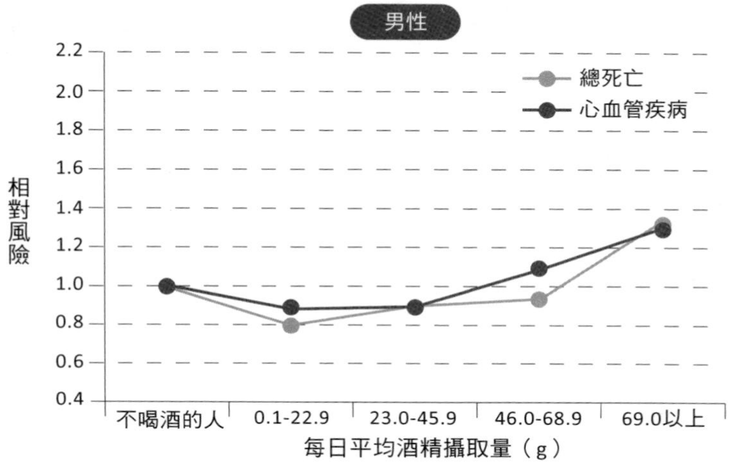

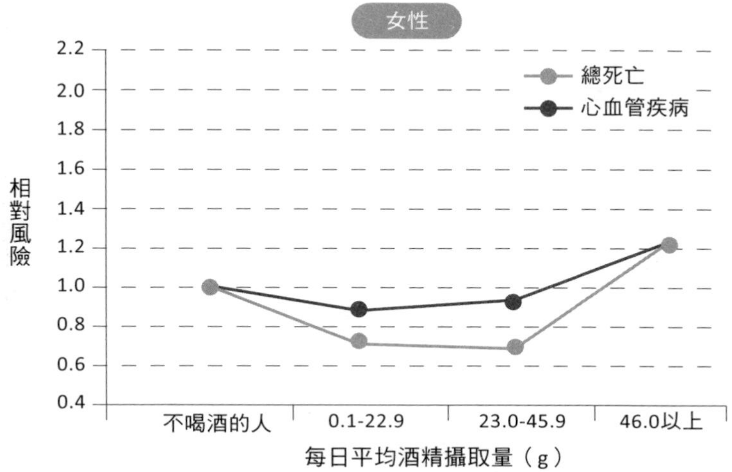

依據日本國內的世代研究，已確認總死亡風險及心血管疾病的死亡風險，都有因適量飲酒而下降的傾向。（出處：Ann Epidemiol. 2005;15:590-597）

飲酒量與風險之間的關係模式

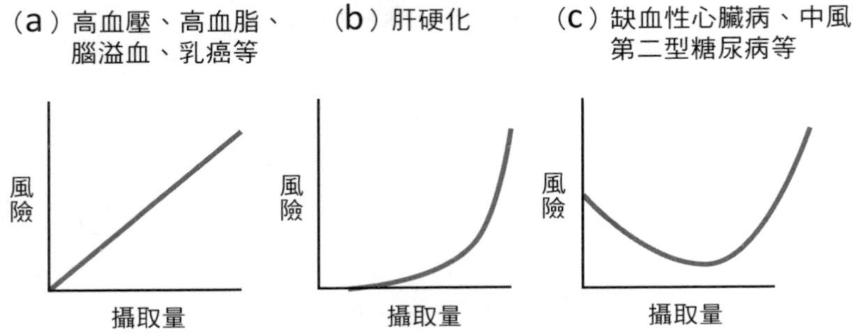

麼面對喝酒這件事呢？

「可以確定的是，有高血壓及高血脂等慢性病的人、肝功能數值不理想的人、有近親罹患乳的人，由於少量飲酒風險還是會增加，故最好要比一般人更注意減少喝酒的量。

話雖如此，喝酒畢竟是一種人際溝通的工具，是能讓人擺脫日常生活壓力的樂趣之一。儘管有高血壓的人的確是該少喝為妙，但其實也不必太過緊張。」

「能夠多注意是最好，但不需要太緊張。」這句話著實讓人稍微鬆了一口氣。看來只要別亂喝，當成一種嗜好來享受的話，酒真的一點也不可怕。

喝酒會臉紅的人要小心

以上的說明讓我們充分瞭解到，喝酒所導致的風險會隨著疾病種類而有所不同。

那麼，對酒精耐受性很弱的人，亦即喝了酒就立刻臉紅的人，又是如何呢？

「一喝酒便馬上臉紅的人，也就是天生酒精分解能力較差的人，必須要小心。目前已知，這種體質的人會因喝酒而增加罹患食道癌等疾病的風險，故其飲酒量最好要比很會喝酒的人更少。」

而樋口先生還說，老年人的風險又更高。

「畢竟老人分解酒精的速度較慢，體內的水分也比較少，因此，血液中的酒精濃度容易升高，再加上老人多半都有某些慢性病。還有喝酒時跌倒的風險也會增加，結果因跌倒骨折導致臥床不起的例子也不少。」

原來老年人喝酒的背後可是有著各式各樣的風險呢……。我雖然還沒被歸類為老年人，但的確隨著年齡增長，喝醉後變得比較難恢復。

樋口先生的話戳到了我的痛處，正當我悲觀地以為「結果最好的辦法，還是只能戒酒了」時，樋口先生卻表示：「不必勉強戒酒，喝太多的人最好從減量開始做起。」

「因酒精導致健康問題而到醫院求診的病患也是如此。一旦喝酒已成習慣，突然完全不喝只會造成壓力，『別再喝了』這種高壓式的醫師指示往往會帶來反效果。

那到底該怎麼辦呢？就是要在『不勉強的範圍內』減量，而且是由本人自行決定量的多寡也很重要。」

不求大減，有減就好！而且還要記錄下來

「一般常說喝酒的標準量，以男性來說是換算成純酒精20公克左右（相當於中瓶啤酒1瓶、日本酒約1合），可是突然被要求把量降到平常喝的三分之

一或二分之一，多數人都很難做到。因此，先設定目標，不論多少只求有減就好是很重要的。即使只減量了一點，風險仍會確實降低。

舉例來說，若平常一天都喝2合燒酒，那麼可設定一個較小的目標，像是降至1.5合之類的。更重要的是，一旦達成目標，就在記事本裡畫個圈做記號。如此一來，你的腦袋就會自然地開始監控自己喝的量。透過每天不斷地累積這樣小小的成功經驗，喝的量自然而然就會減少了。」

同樣適用於減重的這種「記錄法」，在喝酒方面亦可確實提升減量的成功率。

此外，樋口先生還提到：「對周圍的人公開宣告也很有效。」畢竟都公開宣布了，就只能乖乖做到，沒辦法賴皮。

原來如此，就算無法徹底戒酒，這做法倒是可能立刻實踐。

誠如前述，所謂的喝酒適量，是指換算成純酒精的話，男性約為20公克，女性則為一半，即10公克（小罐啤酒1罐）左右。

想必很多人都會覺得「好少喔……」。但對酒黨們而言，要遵守這樣的量是相當不容易的，若你有喝太多的自覺，似乎還是該盡可能努力去接近這個量會比較好。

不過，一旦開始減量、安排休肝日，便很容易發生突然想「狂喝一頓」的念頭。一定有人會替自己找藉口，像是「昨天是休肝日沒喝，所以今天就算喝了兩倍的量應該也沒關係。」

「持續一整週攝取一天20公克的所謂適量酒精，和一天內一口氣喝下140公克的酒精，後者對身體造成的負擔會比前者要多得多。雖然安排了休肝日，但也不能因此就時不時卯起來狂喝一頓，每天都遵守適量原則是很重要的。」

據樋口先生表示，休肝日這樣的講法只有日本才有。

「在歐美，與其說是讓肝臟休息，他們的觀念其實是為了避免對酒精產生依賴，所以才要安排幾天不喝酒。」

要持續、固定地每天遵守適量原則，而喝太多的人要慢慢減少喝酒的量……。

為了降低各種疾病的風險，除此之外，似乎是沒什麼更好的辦法了。一旦瞭解了J曲線的複雜內情，就必須記住即使少量、適量也不能完全放心。因為「酒為百藥之長」這句話，終究是有條件的。

喝酒會臉紅的人和不會臉紅的人差異何在？

回答者：垣渕洋一先生
成增厚生醫院東京酒精醫療綜合中心

這世上的人可分為兩種類型——喝了酒會臉紅的人，和不會臉紅的人。

每次看到有女生才喝半杯啤酒，臉頰便浮現如櫻花般的粉嫩紅暈，我就會羨慕地覺得「好美好性感喔！」

我這個人一整年下來喝酒臉紅的次數不過區區幾次，總是要喝到比一般人多好幾倍的量，臉才會紅起來。

當你臉紅紅地說「真的不能再喝了」時，替你倒酒的人應該也比較容易被說服；可是像我這種臉完全不會變紅的人，似乎很容易讓人覺得「你一定還能喝吧」，明明本人其實已經「逼近極限」，但杯子一空就會立刻被倒滿酒。就因為這樣，所以我每次都喝超量。

到底喝酒會臉紅的人和不會臉紅的人，差異在哪兒？

依據經驗，感覺上酒量好的人多半不會臉紅，但會臉紅的人也是有一些真的很能喝就是了。我覺得酒量的好壞和臉會不會紅並不總是一致。

搞不好喝酒臉紅其實是從身體發出的某種訊號、徵兆？

針對這部分，我訪問了成增厚生醫院東京酒精醫療綜合中心的垣渕洋一先生（成增厚生醫院．東京酒精醫療綜合中心主任）。

可惡的「乙醛」就是原因！

「喝酒之後臉變紅，甚至血壓上升、冒冷汗、心悸等，這些複合症狀被稱做『Flasher』。而這時臉之所以會變紅，主要原因在於酒精在人體內被代謝時產生的乙醛的毒性。」垣渕如此說到。

「在乙醛的作用下，臉部等處的微血管會擴張，於是臉就變紅了。此外，乙醛還對交感神經有很強的刺激作用，故會導致心跳加速，結果便引發血壓升高、冒冷汗、肌肉緊繃等症狀。這就是Flasher的成因。再加上酒精本身具有促進血液循環的效果，於是就更進一步助長了臉紅的現象。」

原來也是宿醉成因的可惡乙醛，正是喝酒臉紅的原因。

另外補充一下，當Flasher慢性化，使鼻子和臉頰的部分皮膚在沒喝酒時也顯得紅咚咚的症狀，就叫做「酒糟性皮膚炎」，亦即俗稱的「酒糟鼻」。

明明任何人只要喝了酒，體內都一定會產生乙醛，為什麼有些人就是不會臉紅？

「其實喝酒會臉紅的人和不會臉紅的人，差異主要在於分解乙醛的乙醛脫氫酶（ALDH）。為ALDH之一的ALDH2的活性取決於遺傳，故在ALDH2的活性方面，每個人天生強弱不同。一般來說可大致分為三個類型。」

乙醛脫氫酶的活性就是關鍵

進入人體的酒精約有九成都是在肝臟代謝，而代謝時會先由乙醇脫氫酶將酒精（乙醇）分解為乙醛，接著由「乙醛脫氫酶」（ALDH，有1、2、3共三種類型）將乙醛分解為無毒的醋酸後，排出肝臟（請參考第87頁的圖解）。在這ALDH中，ALDH1和ALDH3的個體差異很小，但ALDH2的個體差異非常大，而此差異便是左右人酒量好壞的重要關鍵。

在此讓我們來瞭解一下，ALDH2活性的三種類型分別有何不同？

ALDH2能正常、穩定運作的是「活性型（NN型）」。這種人從父母雙方都遺傳到高分解能力的N型，是自認亦是公認的海量酒豪，幾乎都屬於喝酒不會臉紅的「非Flasher」。

第二種是「不活性型（ND型，有時也稱做低活性型）」。這是分別從父母身上遺傳到高分解能力的N型與低分解能力之D型，雖不至於完全不能喝，但基本上酒量不好，若平常很少喝酒，喝了也是很容易臉紅。

ALDH2活性的三種類型與酒量好壞（酒精耐受性高低）的關係

活性類型	酒量好壞與容易臉紅的程度	出現率		
		白人	黑人	黃種人
活性型（NN型）	酒量好，不會臉紅	100%	100%	50%左右
不活性型（ND型）	酒量還可以，容易臉紅	0%	0%	40%左右
失活型（DD型）	酒量差，一喝就馬上臉紅	0%	0%	10%左右

第三種則是ALDH2完全失去活性的「失活型（DD型）」。這種人從父母雙方都遺傳到D型，別說酒量不好了，正確說來應是完全不能喝，幾乎個個都是Flasher。不過是吃個奈良漬*都能滿臉通紅的，就是這種類型。

以日本人、台灣人等黃種人來說，活性型有50%左右，不活性型有40%左右，失活型約有10%。不過白人和黑人則幾乎都100%為活性型。

接著，垣渕先生說了一個可讓人充分理解，喝酒臉紅和ALDH2之關聯性的事實。

「有一種用於治療酗酒的藥物叫抗酒

劑，一旦將此藥物投予病患，其ALDH2的活性便會被阻斷。也就是藉由藥物的力量來強行把人變成失活型，這樣一來，即使該病患原本是活性型，也會變得和失活型一樣，才喝一點就嚴重心悸、滿臉通紅。服用了抗酒劑的酗酒病患有時會溜出醫院，跑到便利商店之類的地方去買酒喝，但由於一喝就臉紅，所以馬上就會被發現有偷喝酒。而且不只有臉紅，甚至還會出現頭痛、嘔吐、暈眩等非常痛苦的症狀。」

嗯，希望我永遠都不必接受抗酒劑的關照……。

要注意其臉部表現會有個人差異

由此可知，喝酒臉紅和ALDH2的活性可說是密切相關。

但就如我在開頭處也提過的，酒量的好壞（＝ALDH2的活性）和臉會不會變紅這點，感覺並不總是一致，這又是為什麼呢？

＊注解：奈良漬，一種以酒糟醃漬的日本傳統醬菜。

「正如先前所解釋的，喝酒臉紅的主因在於乙醛。所以ＡＬＤＨ２活性高的活性型人幾乎都是『非Flasher』，失活型的人則多半為『Flasher』。可是，這種反應呈現在微血管上的效果是有個人差異的，故會出現不見得一致的案例。雖然較為罕見，但的確也有為失活型卻喝酒不會臉紅的『非Flasher』存在。」

不活性型的人容易罹患食道癌？

原來如此，我現在終於大致理解喝酒臉紅和ＡＬＤＨ２的關聯性了。

那麼，這三種類型的人分別有什麼該注意的事項嗎？

「活性型的人由於酒量好，往往會習慣性地大量飲酒，很容易有酗酒的傾向。而失活型的人酒醉起來會很嚴重，所以嚴禁勉強喝酒，就算在聚會中因氣氛熱絡而被人勸酒，也務必要明白地拒絕：『我真的不能喝。』此外，就如剛剛提過的，也有人是失活型的非Flasher，若是因為這種人的臉不會變紅所以頻頻灌他酒，就有可能造成急性酒精中毒。這點請務必小心才好。」

依據垣渕先生的說法，這三種類型的人之中，最要小心的是不活性型。

「不活性型、可稍微喝一點酒的這類人，正是體現了『酒量會越練越好』的一群。原本ALDH2的活性低，對酒精的耐受性較差，可是在持續喝酒、反覆代謝酒精的過程中，其ALDH2的活性便漸漸升高。換言之，此類型的人是處於可透過持續喝酒來提升酒精耐受性的狀態。」

酒精基本上是由ALDH2來分解，不過大量飲酒時，藥物代謝酶也會被誘發，以促進酒精的代謝。這就是所謂的「酶（酵素）誘發」機制。

據垣渕先生表示：「即使本來是不活性型，但只要持續不斷地喝酒，便會產生酶誘發機制，使得酒精分解能力提升，臉也會變得比較不容易紅。」

若只聽到這裡，大家應該都會覺得「如果酒量會變好，那不是很棒嗎？」

但事情似乎沒有這麼單純。

「不活性型的人本來就是ALDH2的活性較低，對酒精耐受性較差，即使因酶誘發機制而提升了酒精耐受性，和活性型相比，還是有酒精容易殘留於

從煙癮大小與飲酒反應來觀察喝酒和食道癌風險的關聯性

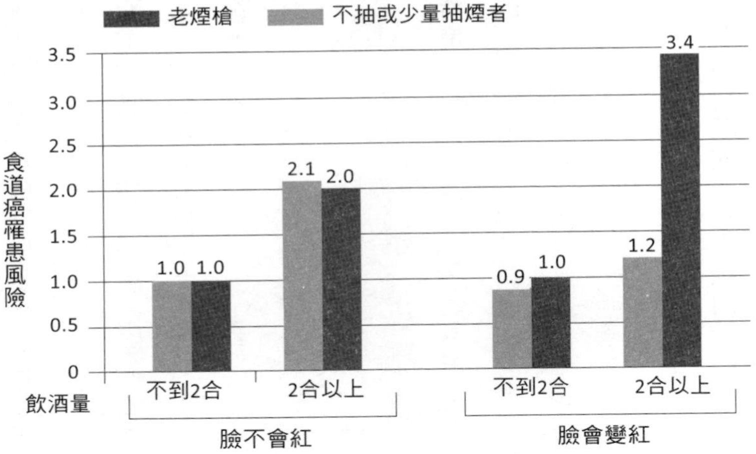

具有喝酒會臉紅之體質的老煙槍，一旦飲酒量增加，其食道癌風險便會升高。（出自國立癌症研究中心的多目的世代研究；出處：Cancer Lett.; 2009,18,275(2):240-6）

體內、長時間暴露在乙醛的毒性中等風險，於是便呈現出咽頭癌及食道癌罹患率增加的傾向。實際上，在我所任職的醫院，於院內檢查發現食道癌的比例可是相當高呢。」

其實國立癌症研究中心的多目的世代研究結果也證實了，喝酒與食道癌密切相關。

和不喝酒的人相比，酒精攝取量相當於一天喝1～2合日本酒的人，其食道癌罹患率是2.6倍；相當於一天喝 2 合以上日本酒的人，其食道癌罹患率更高達4.6倍。

而這項研究還調查了食道癌罹患風險與喝酒會臉紅之體質間的關係。其結果顯示「具有喝酒會臉紅之體質且為老煙槍者，一旦飲酒量增加，罹患食道癌的風險便會升高」。

最好藉由基因檢測來瞭解自己屬於哪一類型

若是失活型的話，總之滴酒不沾也就算了，但若是會因酶誘發機制而酒量變好的不活性型，似乎就有必要特別小心了。可是，如果根本不知道自己是不是「不活性型」的話，就無從小心起。

「能接受基因檢測以瞭解自己屬於哪一類型是最好的，畢竟自以為是活性型但其實是不活性型的可能性也很高。就當是為了避免罹癌風險所做的初期投資，真的很建議大家到專門的機構去好好做檢查。最近一般的基因檢測服務就已經能判別出這些類型了。」

的確，喝酒資歷越長，很多人似乎就會自以為，而且還深信自己屬於活性型。不只為了知道ＡＬＤＨ2的活性，也為了瞭解其他疾病的罹患風險及肥胖的可能性等。正如垣渕先生所說的，就當是初期投資，考慮去做一下基因檢測好像也不錯。

如果預算有限無法做基因檢測的話，還有「酒精補丁測試」可參考。其做法相當簡單，以市售的消毒用酒精浸溼紗布，再用膠帶貼在上臂內側7分鐘，然後便可依據拿掉紗布當時和拿掉後10分鐘接觸紗布處的皮膚顏色來判斷ＡＬＤＨ2的活性。拿掉紗布當時皮膚顏色沒變化的是活性型，10分鐘後皮膚變紅的是不活性型，而拿掉紗布時皮膚就已呈現紅色的則是失活型。

但就如先前已說明過的，基因上為失活型的人也有少數是不會變紅的，故若想確切知道自己真正的類型，還是要靠基因檢測才夠準確。

「無論使用哪種方法，瞭解自己的ＡＬＤＨ2類型都能成為一個契機，讓你能避免包括癌症在內等各種因酒精引發之疾病風險，並好好檢討平常的喝酒方式。請務必考慮看看。」

這世上應該有很多打從學生時代起，便經歷過「喝酒開趴、一口氣乾杯」等活動，於是酒量就越來越好的酒黨們，但大家一定都希望避免因自認海量便喝太多，結果導致罹癌風險升高的情況。而另一方面，想必也有人是困擾於酒量差但卻不會臉紅，結果總是被上司等逼著喝酒的。

只要了解自己的ＡＬＤＨ２類型，這些狀況應該都能避免。畢竟就決定與酒的相處方式而言，掌握「自己的所屬類型」也是相當重要呢。

薑黃可能導致肝臟損傷！有脂肪肝的人務必小心

回答者：淺部伸一先生
自治醫科大學附屬埼玉醫療中心

在參加喝酒聚會前，先來點含有薑黃的營養補充品或營養補給飲料，這對許多酒黨們來說可是「常識」，算是「酒前的儀式」之一。

我個人也是覺得，先喝了含薑黃的營養補給飲料後再喝酒，酒醉的狀況就不太一樣，感覺隔天早上似乎總是會比較清醒。「嗯，薑黃果然有效呢！」每每讓我對薑黃的威力讚嘆不已。

然而二〇一七年初，網路上卻傳出了，薑黃這爛醉救援的好幫手，其實毫無效果的消息。

這可不只是傳聞等級而已，其來源是發表於美國權威雜誌《Journal of Medicinal Chemistry》的一篇論文，故著實引發了一陣騷動。

但其實這篇論文所檢驗的是薑黃中所含有的薑黃素的效果，而且該論文本身也並未否定其藥效（出處：The Essential Medicinal Chemistry of Curcumin. J.Med.Chem. 2017;60:1620-1637）。後來網路新聞也對這篇文章做了補充，騷動才漸平息。

不過我聽說，其實肝功能有問題的人，最好避開這個掀起話題的薑黃，據說對有脂肪肝的人可能會產生不良影響。畢竟日本的成年人每三人中就有一人有脂肪肝（請參考第87頁的圖表），故這絕非事不關己。

薑黃可說是許多酒黨們的重要靠山，真的該避免嗎……？

於是我訪問了自治醫科大學附屬埼玉醫療中心的淺部伸一先生（自治醫科大學附屬埼玉醫療中心　消化器官內科前副教授）。

已有報告指出薑黃會導致肝臟損傷！

淺部先生說：「不建議肝功能異常的人服用薑黃，其理由主要有二。一是因為已有報告指出薑黃會導致肝臟損傷，許多健康食品及民間偏方都有這類薑黃的相關研究報告被提出。

日本肝臟學會在約莫10年前，針對民間偏方和健康食品等『非來自醫院之藥物』造成的藥物性肝損傷做了調查。所謂藥物性肝損傷，就如其字面意義，是指因藥物攝取而導致肝臟受損。

依據此調查結果，雖然導致肝臟受損的因素有很多，但所佔比例最高的就是薑黃。薑黃造成的藥物性肝損傷佔了整體的24．8％，遠高於其他（出處：肝臟 2005;46(3):142-148）。基於此結果，各肝臟專科醫師們便認定，對薑黃最好還是要小心。

而這項調查甚至還提出了三件死亡案例，其中之一正是由薑黃引發之急性肝炎所導致的多重器官衰竭死亡案例。」

民間偏方及健康食品等造成肝臟損傷的成因藥物

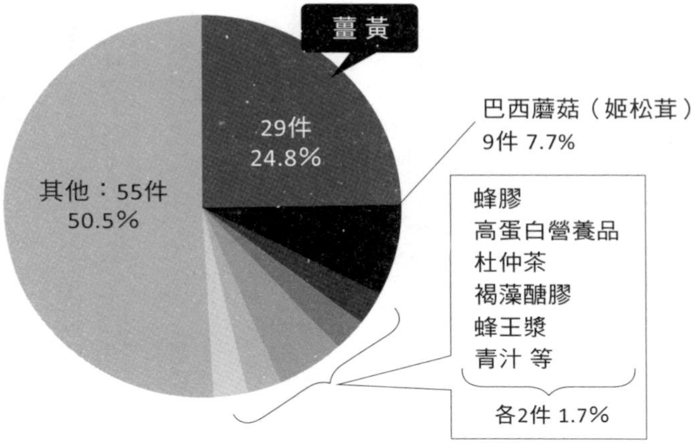

在69種肝臟損傷成因藥物的共117件案例中，薑黃就有29件，佔了近四分之一。（出處：恩地・森一等人 肝臟 2005;46(3):142-148）

此外，根據日本肝臟學會的這項調查，在發生藥物性肝損傷的人之中，有定期服用民間偏方或健康食品的人佔了91%，而且幾乎是每天都吃。這些人到發病為止的服用期間平均為160天左右；不過，服用日數在30天以內的，也有23.6%。

喝了以薑黃根熬煮之湯藥後便被送進醫院

另外，在二〇一三年所公佈的「由健康食品・營養補充品所導致之健康損害現狀與患者的背景特徵（出處：Jpn. J. Drug Inform. 2013;14(4):134-143）」中，就健康食品等所含的各種成分造成的健康損害報告而言，薑黃的報告數量亦高居第三。

原本應是以為「能增進肝功能」所以才服用的薑黃，竟是藥物性肝損傷的原因之一……。

身為愛酒人士，這還真是無法聽過就算了的事。

淺部先生實際接觸過，證實了這些數據資料的患者。

「有很多在其他醫院無法確定病因的病患，會來我所任職的自治醫科大學附屬埼玉醫療中心求診。我在診察時總會記住，發生肝功能障礙、γ-GTP等肝功能數值出現明顯異常的患者，有可能是藥物性肝損傷。而實際在診察肝臟損傷原因不明的患者時，我一定會問三件事：那就是『你有在服用哪些處方藥呢？』、『有在吃營養補充品或中藥之類的東西嗎？』以及『有在吃薑黃嗎？』」

而且聽說他之前才接到一位門診病患，是一位50幾歲的男性，就是因薑黃造成肝臟損傷，後來停止攝取薑黃，數值便獲得了改善。

「當時這名男性的肝功能數值惡化程度已達到必須住院的等級，而且他不是服用含有薑黃成分的營養補充品，而是直接郵購薑黃的根部後，採取自行熬煮並飲用的所謂「硬派」級的攝取方式。由於經問診得知他攝取了大量薑黃，所以就立刻請他停止攝取。後來肝功能數值便有所改善，於是也順利出院了。」

薑黃所導致的藥物性肝損傷，是每個人都必須要擔心的嗎？

「目前已知，藥物性肝損傷容易發生在肝臟有問題的人身上。故必須注意的是，有脂肪肝等肝功能毛病的人，以及有經常喝酒習慣的人等。對於這些人，我不建議攝取薑黃。」

其中所含有的「鐵質」對肝臟不好？

「不建議有脂肪肝等毛病的人攝取薑黃的另一理由，其實在於薑黃所含有的『鐵質』。」淺部先生如此說道。

「部分薑黃營養補充品含有較多鐵質，但有些並未註明其鐵質含量。而目前已知鐵質對某些肝臟不好的人會有不良影響，其中最具代表性的，就是C型肝炎和脂肪肝。以預防貧血效果著稱的鐵質，一旦攝取過多，便會累積在肝臟，產生出自由基（活性氧），傷害肝臟細胞，讓發炎更加惡化，結果導致肝臟纖維化（請參考第84頁）而變硬，於是演變成肝硬化或肝癌的可能性也會增加。依據我至今為止的治療經驗，檢查有脂肪肝的人的血液便會發現，絕大多數都鐵質過多。因此，有脂肪肝的人最好限制薑黃的攝取。同樣地，富含鐵質的蜆等也要有所限制。

我想很多人都以為鐵質應該要多多攝取，但其實這僅限女性。有月經的女性需要補充鐵質，但男性基本上不太會有缺鐵的問題。平常經常喝酒的人和有脂肪肝的人，往往都有鐵質過多的傾向，故必須特別小心。」

深信「能增進肝功能」於是積極攝取薑黃或蜆等的人應該不在少數，而想必也有人是覺得「對肝臟好」、「富含鐵質」所以選擇多吃動物肝臟。對這些人來說，此一事實無疑是相當令人震驚的，我當然也不例外，著實大受打擊……。

雖然不需過度擔心，但要有危機意識

我想這時大家最想知道的應該是，到底是不是不要攝取薑黃比較好？

「沒有肝功能障礙的健康的人，若只是偶爾去買個能在便利商店買到的營養補給飲料來喝的話，其實也不需過度擔心。實際上曾有報告指出，如果在喝酒的30分鐘前先攝取薑黃所含有之薑黃素成分，血液中乙醛濃度的上升程度就會被抑制（出處：Biol Pharm Bull. 2011;34(5):660-5），而且親身感受到『效果』的人的確相當多。

薑黃導致藥物性肝損傷的案例之所以很多，據推測，並不是因為薑黃特別危險，而是因為攝取薑黃的人很多。只不過就如剛剛提過的，像自行熬煮薑黃後飲用、吃精製過的薑黃粉等，亦即長時間、大量攝取高濃度薑黃的方式確實有必要注意。健康食品之類的東西，只吃一次就出問題的案例極少，幾乎都是長期持續服用才會弄壞肝臟。而肝臟有毛病的人，像是患有脂肪肝等的人，請避免攝取薑黃。

而且不僅限於薑黃，所有健康食品都是如此，沒有什麼東西是完全無副作用的。擔心自身健康的人，建議還是諮詢過醫師後再吃，而若是持續服用的話，最好定期接受檢查。」

原來就算是健康食品，靠自己判斷是否攝取也還是很危險呢。

現在這時代，人們已能在網路上買到部分醫藥產品，也能在便利商店買到營養補充品，更加容易因自以為「有效」就立刻買來吃。但千萬別忘了，這永遠都伴隨有危險性。

讓我們再次重新考慮該如何與薑黃相處吧。

第 4 章

驗證！與酒有關的「疑問與傳言」

水多喝很快就飽，但為何啤酒卻能一杯接一杯？

回答者：松嶋成志先生
東海大學醫學院

每到最高氣溫超過35℃的酷暑日，就是要喝啤酒，這種時候啤酒最消暑了！——酒黨們也都這麼覺得。

即使汗水怎麼擦都擦不完，但只要大口喝下冰涼的啤酒，感覺整個身體都瞬間降溫了。夏天果然還是喝啤酒最棒。而且由於實在太好喝了，常常得意忘形地太過盡興，回過神來才發現，在短短時間內就已經喝掉了三大杯。

看著眼前一字排開的空杯，我總會覺得疑惑，「為何啤酒能喝很多，水卻是喝不了多少？」

我的身高只有152公分，大杯700毫升×3杯＝2.1公升的啤酒，到底是如何容納到如此嬌小的身軀裡呢？真是不可思議。

另一方面，若是「單純的水」，能喝的量就少得多了。以我來說，再怎麼努力，一次最多也只能喝個300毫升左右；而詢問周圍男性，大家都說：「最多1公升左右吧。」

由於此事令我疑惑已久，所以就上網搜尋，結果發現似乎很多人都有著跟我一樣的疑問。

其中在網上有搜尋到一個說法：「酒精會被胃吸收掉，所以有辦法愈喝愈多。」這是真的嗎？

於是，為了解開許多酒黨們心中的共通疑問，為此我訪問了熟知腸胃等消化器官之運作機制的東海大學醫學院的松嶋成志先生（東海大學醫學院內科學系 消化器官內科學教授）。

由胃部吸收的酒精量不過幾個百分點而已

首先，水喝不了多少，啤酒卻能喝很多，這件事是真的嗎？

松嶋先生表示：「雖沒有實際測量過人到底能喝多少啤酒，不過，像葉石女士這種啤酒可以喝到3～4大杯的人的確是有的。

而能喝的水量則已在所謂的『喝水測試』中獲得驗證。依據該測試結果，人類能一口氣喝下的水量最多不過1～1.5公升（出處：Am J Phosiol Gastrointest Liver Physiol; 2003: 284, G896-G904）。這件事當然有個人差異，不過，有些人能喝較多的啤酒甚於水這點，應該是肯定的。」

那麼，為什麼喝啤酒時就能喝得比較多呢？

「酒精會在胃部被吸收這件事是確實無誤的，但被胃部被吸收的酒精量只有5～10％左右，其他都是由小腸吸收。因此，這因素的影響應該只有一點點。

啤酒大部分的成分都是水，而水並不會被胃吸收，換言之，應該大部分都

胃部所吸收的酒精量僅佔５％左右

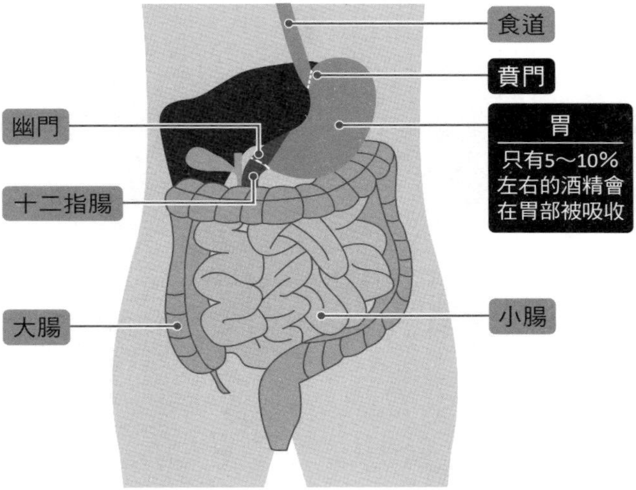

酒精也會被胃部吸收，但比例僅在5～10%左右，其他都是由小腸吸收。

會留在胃裡。所以像網路上『酒精會被胃吸收，所以能喝很多』之類的說法，不可能是主要因素。」

看來傳言雖有部分正確，但也只是次要原因。

「其實，酒精反而還有抑制胃排空，亦即使胃的內容物較難排出去的效果。依據瑞士蘇黎世大學等的研究，目前已知酒精濃度越高，抑制胃排空的效果就越強烈（出處：BMJ;

2010:341,c6731）。一般認為這是藉由消化激素之一的膽囊收縮素（CCK）之受體所產生的作用。」

什麼?!這真是個不可忽略的重要事實！雖說啤酒的酒精濃度最高不過5％左右，卻還是有抑制胃排空的效果。

嗯，可是這樣的話，別說是「若是啤酒就能喝很多」了，應該是「若是啤酒就沒辦法喝很多」才對啊。那麼，這種現象的主要原因到底是什麼呢？

「胃泌素」能促進胃的排空作用

松嶋先生表示：「雖然此事尚無明確定論，但一般認為可能會造成影響的，是由胃所分泌的一種叫『胃泌素』的激素。」

「位於胃的幽門（胃的出口）前壁處的G細胞，會分泌出名為胃泌素的激素。而胃泌素的主要作用是促進胃部蠕動、胃酸分泌、胃蛋白酶原分泌、胃壁細胞的增生作用，以及胰島素的分泌等。此外，還有報告指出，胃泌素會抑制胃入口附近的蠕動，並促進出口部分的蠕動（出處：World J Surg; 1979:3, 545-552）。如此便能使胃可容納大量東西，又有助於將出口附近的東西給擠出去。

而德國埃森大學等研究則已證實，啤酒具有促進胃泌素分泌的效果（出處：Gastroenterology; 1991: 101, 935-942）。既然喝啤酒可促進胃的排空作用，就可能因此能夠喝更多。

依此研究，透過酵母的作用將糖進行醇解以釀造的啤酒及葡萄酒等釀造酒，都看得到這樣的效果，而在所有釀造酒之中，似乎又以啤酒的效果最為強烈。蒸餾酒或以水稀釋酒精做成的酒類，都未被證實也具有此效果。不過，目前還沒確定，到底是哪種成分促進了胃泌素的分泌，一般認為可能是和釀造過程中所產生的某種揮發成分有關（出處：J.Clin.Invest; 1999: 103, 707-713）。基於上述理由，胃泌素有可能就是『若是啤酒就能喝很多』的重要因素。

此外，也有報告指出，啤酒所含有的Aperidine等成分，會直接促進消化道的蠕動（出處：Alchol Clin Exp Res 2007: 31, pp9S-14S）。」

喔，我懂了，目前是已確定胃泌素會有影響，但還未弄清楚細節原理。真是令人期待今後的研究結果啊。

碳酸會促進酒精的吸收

依據松嶋先生的說法，啤酒所含的碳酸亦具有促進酒精吸收的效果。

「一旦含有碳酸，酒精的吸收率便會提升。根據英國曼徹斯特大學等的研究，比較①純伏特加、②伏特加兌水稀釋、③伏特加摻蘇打水（即氣泡水、碳酸水）這三種喝法後發現，飲用後的血液中酒精濃度以③摻蘇打水的喝法最高（出處：Journal of Forensic and Legal Medicine; 2007: 14,398-405）。

當酒精含量較低且含有碳酸時，酒精的吸收率就會提高。由此可知，含有碳酸且酒精濃度低的啤酒，比起其他的酒精性飲料，其酒精吸收率應是較高的。

話雖如此，但啤酒所含的酒精最多也不過5％左右，剩下的95％都跟這扯不上關係，故很難將之列為主要原因。」

另外補充一下，據松嶋先生也表示：「啤酒所含的琥珀酸、蘋果酸等具有促進胃酸分泌的效果。很多日式旅館會在晚餐時提供梅酒或李子酒等富含琥珀酸、蘋果酸的餐前酒，便是為了促進胃酸分泌、改善胃部蠕動。」

所以聚會剛開始時從啤酒喝起，並不只是因為啤酒喝起來順口，能夠盡情暢飲而已。人能夠喝下很多啤酒的主要原因，看來應該就在於「胃泌素」。

但若因為是啤酒就能喝很多而連續喝好幾大杯，肯定是會宿醉的，畢竟啤酒又還有利尿效果，所以會更嚴重。

本身亦為酒黨，學生時代曾4人喝掉20公升啤酒的松嶋先生便苦笑著說：「啤酒喝太多是會影響隔天的。」他還進一步強調：「為了避免隔天太痛苦，請務必好好補充水分。」

話是這麼說沒錯，可是啤酒本身就幾乎都是水分了，已經喝啤酒了卻還得再多喝水，實在是有困難。不過，至少喝到最後或喝完回家後，務必記得要喝水喔。

在飛機上喝酒真的很危險嗎？

回答者：大越裕文先生
國際旅遊醫學中心西新橋診所

「在飛機上喝酒比平常更容易醉。」

許多酒黨們想必都感受過所謂的「飛機爛醉理論」。我自己在飛機上喝啤酒時，也曾有過才一罐就感覺飄飄然，而且明明平常喝酒臉上毫無變化，在飛機上卻變得滿臉通紅。

對平常都把啤酒當成喝完烈酒後的酒後水來喝的我這種酒鬼來說，這可是件大事。在那之後，我就盡量避免在飛機上喝酒了。

但到底為什麼在飛機上喝酒比在平地上喝更快醉呢？或許只是旅遊的好心情助長了醉意……。

但查了在飛機上喝酒的相關資訊便發現，它與所謂的「經濟艙症候群」有所關聯。若只是容易醉也就算了，一旦有生命危險之虞，那可就不是小事一樁了。

因此，我訪問了國際旅遊醫學中心西新橋診所的大越裕文先生（航仁會　國際旅遊醫學中心　西新橋診所理事長　東京慈惠會醫科大學兼任講師）。

「我的建議是，不要喝」

「一旦坐上飛機，在旅行的解放感催化之下，我想很多人都會想來一杯，雖是委婉勸告，但沒想到醫生竟然是反對在飛機上喝酒的。

但我的建議是——不要喝。」

在飛機上喝酒真的有危險到會讓醫師提出警告嗎？

「飛機起飛後，會在1萬公尺左右的高度飛行，而飛行時，飛機會吸入外部空氣，並以加壓設備調節氣壓。飛行時的機艙內氣壓約在0.8大氣壓左右，最多會降至0．74大氣壓，這相當於富士山5合目附近（海拔2千～2千5百公尺）的氣壓。目前已知一旦氣壓降至此數值以下，高山症的發病率便會升高，所以才將機艙內氣壓維持在此值以上。

隨著氣壓降低，氧氣的分壓也會減少。具體來說，機艙內的氧氣分壓也會降至地面的80％左右。說得更淺白點，在機艙內每次呼吸時進入身體的氧氣量，比在地面時少了2成，當人體處於這種環境時，會增加呼吸及脈搏以試圖適應。但即使如此，血液中的氧濃度（血氧濃度）仍會處於92～93％的缺氧狀態，血氧濃度一旦低於90％，便達到具危險性的缺氧程度。換言之，機艙內的環境距離危險程度僅是一步之遙。而這樣的缺氧狀態，也正是『比平常更快醉』的主要因素之一。」

人在缺氧狀態下醉得比較快？

雖然都只是傳言，但聽說在飛機機艙內較容易醉的原因，包括「機艙內的

人在飛行過程中的血氧飽和度變化

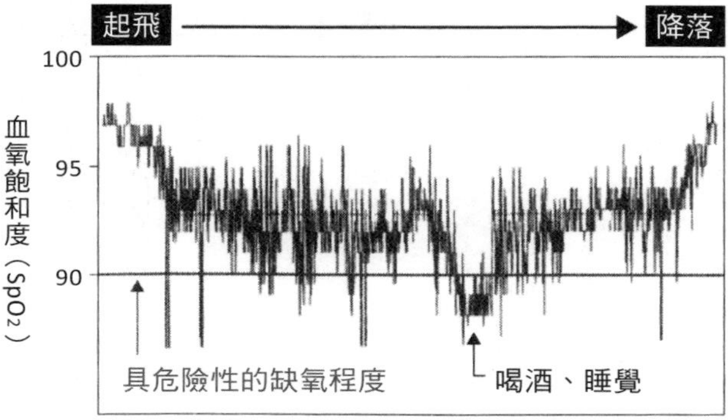

圖為從日本成田坐飛機至泰國曼谷期間的血氧飽和度變化。這是由大越院長本人親自裝上血氧飽和儀所測得之數據。

氣壓較低，會造成末梢血管擴張，進而促進血液循環，於是就容易酒醉」、「因為處於缺氧狀態，分解酒精所需的氧氣供應不足，故會導致酒精的分解速度較慢」……等等。可是根據大越先生表示，這些說法都還沒有任何醫學證據。

那麼，到底當身體處於缺氧狀態時，人體內會發生什麼事呢？

「人腦一旦缺氧，有時會出現效能降低、判斷力變遲鈍等類似喝醉的症狀。在這樣的缺氧狀態下喝酒，酒精的影響容易比平常更強烈，所以會讓人覺得『醉得很快』。這並不是因為血液中的酒精濃度變高，或酒精的吸收被促使的關係。

如果只是酒精比較容易發揮效果，大家或許會覺得不是什麼大問題，但若是包括心臟疾病及糖尿病等在內的心血管相關慢性病患，其症狀便有惡化的可能，故必須更加小心。」

「喝個酒，趕快睡」是很危險的

大越先生曾實際在日本成田至泰國曼谷的班機上，將血氧飽和儀裝在自己身上測量血氧飽和度。結果發現，飛行期間的血氧飽和度平均為92．8%，持續處於缺氧狀態，而且不時還會降到低於90%具危險性的缺氧程度。

甚至仔細觀察圖表更發現，飛到一半時數值突然大幅降低，一度出現低於具危險性缺氧程度的部分。

詢問大越先生當時的狀況，他表示：「那時喝了2～3杯葡萄酒之後，就直接睡了。」

「人在睡覺時，即使是處於健康狀態的人，呼吸也會變淺，故會比醒著時更缺氧。而一旦攝取了酒精，身體對於缺氧的反應會變得遲鈍。因此，喝了酒後睡覺，會助長缺氧現象，其實是相當危險的。」

我一直以為在出國旅行之類的長途飛行時，「喝個酒，趕快睡一覺，讓身體休息」是很基本的。但沒想到別說是休息了，這樣做竟然還會讓自己暴露於危險之中。

而且以我來說，為了能「喝醉後馬上入睡」，往往都是喝酒精濃度高的純威士忌或白蘭地。真恨自己的無知……。

此外，也有研究比較了在低地（海拔171公尺）與高地（3千公尺）上攝取酒精前後的血液中氧濃度。依據該研究，在高地的氧濃度會比在低地的要低；而攝取酒精後，不論在低地還是高地，氧濃度都會降低一事也已獲得證實（出處：Roeggla, G. et. al. Ann Intern Med 1995; 122: 925-927）。

換言之，這表示酒精的攝取，會進一步助長身體的缺氧狀態。

機艙內的濕度為20%，可謂極度乾燥

在機艙內，可怕的不只有缺氧狀態而已。

據大越先生表示：「除了缺氧外，也必須注意因機艙乾燥所導致的身體缺水。酒精的利尿作用會助長身體的缺水現象，引發所謂經濟艙症候群等健康問題的可能性會提高。

飛機機艙裡真的非常乾燥，起飛後過30分鐘，機艙內的濕度便會降到30%以下，之後又再降至20%左右，比起一般所謂適中的濕度40～70%，幾乎是不到一半。在這麼乾燥的狀態下，一旦飲用具利尿作用的酒精飲料，血液中的水分會不足，導致血液濃稠，形成血栓的風險便會升高。就算沒喝酒，由於在機艙內往往以同樣姿勢久坐，因此，據說還是很容易形成血栓。

這就是『在機艙內攝取酒精有可能引發經濟艙症候群』的理由。故為了避免引發經濟艙症候群，還是別喝酒比較好。尤其有心臟病等心血管類疾病及生活習慣病的人，更是要小心。還有，女生若是有服用具血栓風險的口服避孕

飛行期間機艙內的濕度與溫度變化

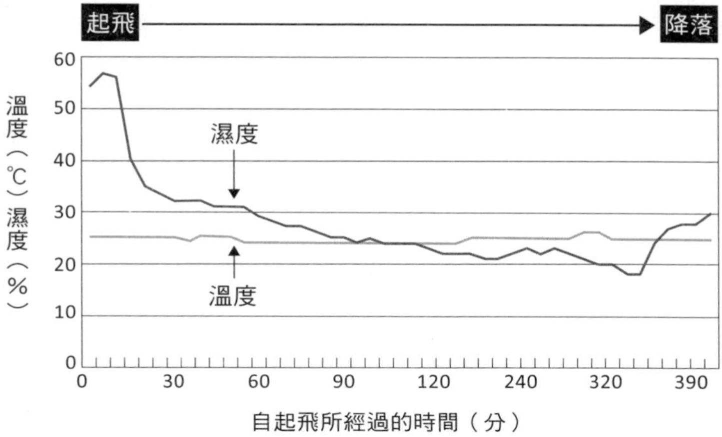

圖為從日本成田至泰國曼谷之飛行期間的機艙內濕度與溫度變化。溫度由空調保持在24℃左右，而濕度則因為從機艙外抽入之空氣的濕度很低，所以起飛後30分鐘左右就變成30%，約2小時後更降至20%左右。

藥的話，也必須格外注意。」

的確，機艙內的乾燥程度非比尋常，皮膚和眼睛都會變得很乾澀。在這種狀態下，酒黨們很容易覺得「既然乾燥口渴，就來杯啤酒潤潤喉吧！」但其實酒精性飲料不僅無法補給水分，還會助長身體的脫水現象。

仔細閱讀航空公司的網頁也會發現，實際上在注意事項中便寫明了

「酒精有利尿作用，會讓人更容易排尿，導致血液中的水分減少，容易形成血栓。」

喝酒的量應該要控制在多少以下才好？

可是，「即使知道這些，還是會想喝」正是酒黨本色。若要在飛機上喝酒，喝的量應該要控制在多少以下才好呢？

「基本上，能不喝就盡量別喝，但若無論如何就是想喝酒，那麼請務必減量。在此提供一個約略的參考基準，通常控制在大約是平常分量的一半左右，應可算是明智。

此外，酒精濃度高的威士忌或白蘭地等，直接喝純的或只加冰塊的話，酒精的影響往往較強烈，故建議最好兌水喝。而要特別提醒大家注意的是啤酒及氣泡酒等含碳酸的酒類。在機艙裡，人腸胃中的空氣會膨脹，因此，也為了避免脹氣，別喝這類酒會比較保險。」

此外，我還詢問了大越先生：「在飛機上不能喝的話，上飛機前喝總行了吧！」的做法行不行得通，但卻立刻被打槍說：「在氣壓及濕度等環境改變前就喝醉，只會更糟而已。」

的確，畢竟都一樣是攝取了酒精……真是個蠢問題。

每小時應喝100毫升的水

除了減少喝酒的量之外，還有沒有其他該注意的地方呢？

大越先生強烈建議大家，要頻繁地補充水分。

「多補充水分真的非常重要。包括餐點所含的水分，請記得每小時應攝取100毫升左右。雖說有個人差異，但基本上一般建議每1公斤的體重以攝取2毫升為適量，故體重50公斤的人應攝取100毫升，體重100公斤的人則需加倍為200毫升。在感覺口渴之前，就先勤奮地多喝點水吧。」

除此之外，大越先生還補充：「為了預防血栓，長途飛行時，做一些屈伸腿部的簡單運動也很重要。」若是女性，據說選擇穿彈性絲襪也是個有效的辦法。

另外，若是因骨折等原因腳被固定無法運動的話，可以事先跟主治醫師商量，請他開一些預防血栓的藥。

「雖然我講了很多嚇人的事情，但其實不必害怕。最重要的是，要意識到『飛機上的環境和地面不同』。只要清楚理解此事，應該就不會沒節制地喝到爛醉了。雖然站在醫生的立場，我應該是要說，請下了飛機後再喝就是了……（笑）」

在長途飛行中，喝酒也是樂趣之一，過去航空公司也都認為「讓客人在機艙內喝酒是一種服務」。然而，自從二〇〇〇年左右經濟艙症候群成了大家討論的話題後，航空公司對於在機艙內提供酒精性飲料一事，似乎也逐漸有了改變。所以才會在官網等處清楚寫明最好避免攝取大量酒精。

很多人應該都會在較長的連續假期或休長假時出國旅遊，要是因為在飛機上喝太多而導致身體不舒服，難得的快樂旅行就毀了。還有，萬一飛機出問題，喝醉的人也很難採取適當行動。

為了避免花大錢旅遊卻敗興而歸，請大家在飛機上喝酒千萬要節制啊。

※小知識

不僅限於「經濟艙」!?

雖然一開始經濟艙症候群被解釋為只發生在飛機的「經濟艙」，但其實在別的艙等、乘坐別的交通工具時也可能會發生。基於此原因，日本宇宙航空環境醫學會便提出建議，採用歐美的「旅行者血栓症」一詞較為適當。

為什麼人醉了就會重複講同樣的話？

回答者：柿木隆介先生
自然科學研究機構生理學研究所

人喝醉後的行為有時很滑稽又古怪。隨著一杯接一杯地越喝越多，有些人就會開始很煩人地重複講同樣的話，或者明明坐電車回去就好，卻要特地用走的試試……。

這種特殊行為的背後，其實藏著大腦和酒精之間不可思議的關係。

在此訪問的是，研究人類身體與大腦運作的自然科學研究機構生理學研究所的柿木隆介先生（自然科學研究機構生理學研究所教授．醫學博士）。

「人腦具有所謂的『血腦屏障』，可阻斷對腦而言的有害物質。說起來它就是一種負責實現大腦屏障功能的器官，只讓分子量500以下的東西，還有脂溶性的物質通過。由於符合這兩個條件的酒精能輕易通過此腦屏障（被分類為一級醇的乙醇之分子量為46．07），暫時性地讓整個腦部功能被『麻痺』，故會引發各種行為。」

根據柿木先生的說法，容易被酒精影響包括額葉、小腦，以及海馬迴等三處。

「額葉控制的是人類的思考及理性，小腦負責調節運動功能，海馬迴則是掌管記憶。清醒時，根本想像不到的詭異酒醉行徑，就是由這些部位在功能低下時所引起。」

額葉一旦麻痺，人就會想講「秘密」

「正常時，大腦會因為有『理性的守護者』之稱的額葉，而維持著理性的行為。然而，一旦有酒精進入，額葉就漸漸從守護者的角色中解放出來，控制能力也會開始變差。例如：微醺時，有些人就會開始愛講別人的壞話或秘密，又或是開始吹牛、講大話。雖然也有人說，在初期階段是『因多巴胺及腎上腺素等腦內激素引發之興奮作用所造成的』，不過，開始講平常絕不會講的話這種現象，是額葉麻痺的典型狀態。」

儘管每個人的酒醉行徑都不太一樣，但隨意大聲講話、愛講黃色笑話、明明距離很遠也要走路回去等，都是由額葉麻痺所引起。

隨著酒醉的程度增加，額葉維持理性的能力便會漸漸減弱。喝酒聚會時常出現的「跟你說個秘密」等類似的發言就是如此。被酒精「解放」的額葉，會讓人什麼話都說得出來。

不過，講人壞話或講大話還算是程度輕微，再更醉的話，甚至連動作都會被影響到，而與這部分就跟小腦有關了。

小腦是掌管平衡感、細緻的運動及行動（精細動作），還有感覺資訊等的部位。

「一旦因酒精導致小腦的功能低落，人就會無法維持動作的順暢度與精準度。於是走起路來便搖搖晃晃，講起話來顛三倒四又含糊不清，甚至無法進行滑手機之類運用手指的精細動作，呈現出任誰看了都知道一定是『喝醉了』的狀態。」

喝到爛醉也能回到家要歸功於長期記憶

很多喝酒的人應該都曾有過，所謂「喪失記憶」的經驗。

隔天早上不停的回想「續攤那間店的錢到底付了沒？」之類的事，整個人焦慮不已，結果只好問昨天一起喝的人，而對方卻回答：「你昨天講話挺正常的，也有付錢啊。」雖然聽到這話著實令人鬆一口氣，但該本人對那段過程卻是毫無記憶。

解開這謎題的關鍵，就在於海馬迴。

「海馬迴具有留存短期記憶，以及將之轉換為長期記憶這兩種作用。所謂的短期記憶，是只將新的事物暫時記憶起來，能夠記住的時間相當短，就像是用鍵盤輸入資料至電腦後，沒儲存就關掉電腦的電源般。喝醉時會重複講同樣的話、明明確實付過錢了卻不記得等現象，都是因為沒把『曾經說過』的記憶儲存起來的關係。」柿木先生如此解釋。

原來如此，所以喝醉的人才會一再講同樣的話啊。

可是，喝醉的人即使不記得前一晚的對話內容，卻還是能回到自己家，簡直就像是用汽車導航系統，把自家設成目的地一樣，這是為什麼呢？

依據柿木先生的說法，這是「長期記憶的功勞」。

「長期記憶也被稱做『回憶記憶』或『情節記憶』，是長時間留存在腦中的記憶。回家的路在每天反覆通過的過程中，被固定成了長期記憶。由於每天都要從記憶的儲存庫把記憶取出，因此，就算喝醉，也還是能輕易取出。在醉到幾乎沒有意識的狀態下依舊能夠回到家，正是基於這個理由。」

像在旅行或出差時，喝醉了結果無法回到飯店等住處這類意外事件，也與該路線並未固定為長期記憶有關。

酒精和大腦的這種關聯性，解釋了人喝醉時的各種詭異行徑。

但能夠以一句「畢竟是喝酒聚會嘛」而一笑帶過的，只有喝醉的本人，沒那麼醉的人總會冷眼旁觀。

對此心有所感的人，或許該再次好好檢討一下自己喝酒的方式會比較好。

為何爛醉會想吐？

回答者：古川直裕先生
川崎醫療福祉大學醫療技術學院

對酒黨們來說，最想避免的狀況之一，應該就是「嘔吐」吧。竟然把特地喝下的美酒給吐出來，真是有夠浪費，更糟的是，就算吐了，不舒服的感覺也不會立刻消失。明明過去曾有過不少這類經驗，也有相當深切的感受，但偶爾卻還是會喝到吐，這正是愛酒人士的悲哀之處。

即使非酒黨仍有不少人都經驗過的這種酒後嘔吐，到底是如何引發的呢？於是我訪問了熟知嘔吐之生理機制的川崎醫療福祉大學醫療技術學院的古川直裕先生（川崎醫療福祉大學醫療技術學院　臨床營養學科教授）。

「人到嘔吐為止，中間會經歷幾個過程。首先會覺得噁心不舒服，同時產生唾液大量分泌等自律神經反應。接著發生從小腸往胃部的逆蠕動現象，暫且將原本位於小腸的嘔吐物囤積至胃部。然後呼吸停止，吸氣肌與呼氣肌同時用力收縮的所謂乾嘔運動，會對腹部施加強烈壓力。這時上食道括約肌（位於食道靠嘴巴的那一側）和聲門會收緊，同時為了避免嘔吐物跑回腸子，幽門（與十二指腸相接的胃的下部）也會關閉。最後，上食道括約肌鬆開，利用腹壓把在胃裡的嘔吐物一口氣從嘴巴吐出來。這就是嘔吐的一連串過程。」

嘔吐是維持生命必不可少的機制

依據古川先生的說法，基本上，嘔吐這種生理反應「是人類所具備之生理機制中，對維持生命來說最重要的機制之一」。

的確，吃到對身體不好的東西會吐出來，真的是一種能守護生命的偉大防禦反應。

但由於嘔吐的研究只能倚賴動物實驗，故據說就人類的生理學而言，仍有許多尚未釐清的部分。

古川先生表示，嘔吐的原因可分為六大類：

①因腹部內臟刺激。

②透過血液。

③因前庭感覺刺激。

④透過嗅覺、味覺、視覺性輸入所造成。

⑤透過精神性輸入所造成。

⑥因中樞神經刺激所造成。

而喝酒所導致的嘔吐，屬於其中的第②類。

忍耐會讓身體累積毒素！想吐的時候就要吐

「當人大量喝酒，一旦血液中的乙醛濃度超過臨界值，就會有訊號傳入位

嘔吐主要是由6大類因素所引起

1	**因腹部內臟刺激造成的嘔吐** 吃下有毒物質、食物中毒、腹部疾病、腹部受到重擊、腹部受到放射線照射等所導致。
2	**透過血液造成的嘔吐** 藥物、細菌毒素、尼古丁、瓦斯、酒精、代謝產物等所導致。
3	**因前庭感覺刺激造成的嘔吐** 暈車暈船、梅尼爾氏症等所導致。
4	**透過嗅覺、味覺、視覺性輸入所造成的嘔吐** 刺激性氣味、討厭的味道、討厭的顏色、旋轉或晃動的影像等所導致。
5	**透過精神性輸入造成的嘔吐** 情感壓抑、強烈的不滿情緒、恐懼、壓力、創傷等所導致。
6	**因中樞神經刺激造成的嘔吐** 腦壓升高、腦溢血、腦瘤、蛛網膜下腔出血等腦部疾病所導致。

於延腦最後區的所謂化學感受器觸發帶。接著，透過與口咽反射及味覺、腹部臟器感覺等有關的孤束核，訊號被傳遞至嘔吐中樞，於是便引發嘔吐。飲酒過量喝到吐是一種『身體遭遇危急情況』的訊號，所以就順從自然的生理反應吐出來即可。」

在酒黨們中，也是有一些堅持喝下去的酒「絕不吐出來」的忍耐高手，而有些人也可能是因為

「不想要醜態畢露」所以拼命忍耐，但這些對身體都並不是很好。

千萬不可用手指挖喉嚨的方式來強行催吐

另一方面，基於「想早點感覺舒服些」的理由，而將手指伸入喉嚨硬挖催吐的經驗，想必大家都有過。

不過，古川先生提出忠告，應要盡量避免這種做法。

「就如剛剛說過的，由於嘔吐也可說是一種終極的『生命維持裝置』，因此，對身體來說是相當大的負擔。

包括胃酸在內，嘔吐物中也含有可融化脂肪而導致消化道黏膜損傷的膽汁。嘔吐後喉嚨深處帶著酸味的那種不舒服感，據推測應該就是因胃酸多少造成了食道損傷的關係。而在嘔吐的前期階段之所以會大量分泌唾液，一般認為就是為了避免食道被胃酸及膽汁腐蝕，但若在這些準備工作完成前就強行催吐，便很可能會傷害食道。撇開不得不排出過多酒精的特殊情況，勉強反覆催

經歷複雜的過程後才完成嘔吐的動作

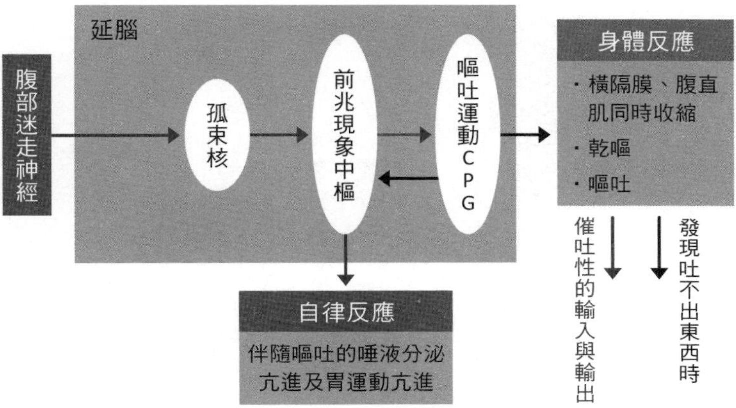

位於腹部的迷走神經訊號進入延腦，由此引發嘔吐的身體反應。所謂的「嘔吐運動CPG」，是指「中樞神經內的程序，也就是一組神經細胞」。
（比較生理生化學，16(3)，根據1999年修改）

吐這種事還是要避免才好。」

那麼，「想吐卻吐不出來」時，該怎麼辦呢？

「有科學根據，能在覺得不舒服時讓人最快吐出來的方法，是稍微摒住呼吸，然後聞一下氣味濃烈的東西，像是香水或泡菜等的氣味，這樣肯定很快就會催吐出來了。

但這些東西不見得隨時都能立刻取得，若無法取得時，那麼喝個2～3杯水稍微刺激一下胃部以促使嘔吐，或許也是可行的做法。」

絕對要避免喝醉後洗澡時嘔吐

前面已介紹過嘔吐的機制及危險性，而古川先生又再補充：「雖然同樣都是吐，但還有對身體來說負擔更大的吐法。」

那就是，喝醉後洗澡時所發生的嘔吐。

「喝得很醉時一旦去洗澡，由於血液循環急遽加速，有時便可能突然嘔吐。雖然這只能算是我個人的看法，但我認為由於此時大腦功能被酒精痲痺，使得大量分泌唾液等的自律神經反應很難產生，因此，這等於是在毫無前兆的情況下突然就吐了。缺乏前兆的嘔吐，很容易導致食道裂傷，嚴重時甚至可能伴隨出血。」

正因為喝得很醉，應該不少人都會想著要「泡個澡，流流汗，醒個酒」，但這似乎是非常危險的行為。

尤其是爛醉如泥時，忍到隔天早上再洗才是明智之舉。

只吐出胃液有可能是一種危險信號

就避免嘔吐的事前策略而言，和防止爛醉是有共通性的（請參考第31頁）。例如：為了減緩胃部吸收酒精的速度，喝酒前可先吃一些起司之類富含蛋白質的食物。

萬一胃裡沒有東西可吐，反覆吐了幾次都只吐出胃液的話，這有可能是身體在發出危險信號。

「由於這也有急性酒精中毒之疑慮，故建議最好趕快做一些緊急處置。」古川先生如此說道。

如果嘔吐沒有停止的跡象，應避免以外行人的想法輕易做出判斷。

對酒黨們來說，因為喝太多而進醫院這種事，是無論如何都想避免的。畢竟找醫生已經是「最後一招」了，還是讓我們好好摸索出「不會被酒的魔力給淹沒的喝法」吧！

酒量真的練得出來嗎？

回答者：淺部伸一先生
自治醫科大學附屬埼玉醫療中心

「酒量是可以練得出來的。」

這樣的迷思從學生時代起就常被學長姐們灌輸，還因此被半強迫地灌酒的經驗應該不少人都有過。

我自己是如這句所說的，隨著喝酒聚會的次數累積得越多，變得越能喝。但其實也有人是每喝一次就只有再痛苦一次，酒量完全不會改善的。

如此的酒量好壞差異，到底是由何種因素所決定？

為此我詢問了身為肝臟權威醫師的自治醫科大學附屬埼玉醫療中心的淺部伸一先生（自治醫科大學附屬埼玉醫療中心　消化器官內科前副教授）。

是遺傳決定了人的酒量好壞

據說酒量能不能變好，是由基因決定的。

「會在喝酒時引起不適症狀的罪魁禍首，就是分解酒精時所產生的乙醛。而負責分解此乙醛的，就是『乙醛脫氫酶』，但其活性是取決於基因組合。具有兩個『強基因』的人，是能迅速分解乙醛的酒量好型；而具有兩個『弱基因』的人，則是會持續累積乙醛的酒量差型。」（請參考第121頁）

從遺傳的角度，便能輕易看出一個人的酒量會變好還是會一直都很差。父母都酒量好的話，生下來的孩子就會是所謂「海量」的酒豪，反之，若父母酒量都不好的話，生下來的孩子就不會喝酒。

「酒量能不能變好的比例，隨人種不同而有異。白人和黑人的基因組合幾乎100％都是能成為酒豪的；而包括日本人在內的黃種人，則有50％左右為酒豪，10％左右是完全不會喝，剩下的便是酒量有可能變好的類型。」

有趣的是，「『強基因』和『弱基因』各有一個的人，雖然感覺還算能喝，但一開始是呈現近乎完全不會喝酒的狀態，不過，隨著喝酒的機會增加，其酒量就會變得越來越好。」

據說有不少人儘管擁有『強基因』，依舊誤以為「自己是屬於不會喝酒的類型」呢。

而先前在第128頁，我便已為各位介紹過一種叫「酒精補丁測試」的簡易辨法，可用來確認自己的酒量好壞。

只要鍛鍊與藥物代謝有關的酶，酒量就會變好

「乙醛脫氫酶的活性，會在反覆代謝酒精的過程中逐漸升高。此外，還有個負責酒精代謝的酶，名為細胞色素＊P450（以下皆作CYP3A4），其活性也同樣會上升。」

CYP3A4的主要作用是在進行藥物代謝，多半存在於肝臟。而CYP3A4的活性一旦增加，不僅酒量增加也不易顯露不適，就連一喝酒就立

刻臉紅的人，也會變得不易臉紅。

可惜的是，CYP3A4的活性無法以數值化的方式來確認，不過若有覺得自己的酒量真的變得比以前好，那或許就是CYP3A4的功勞喔。

只不過，如果一直維持著不喝酒的生活，這兩種酶的活性都會降低，於是又會變成才喝一點也能醉倒的狀態。聽說身為『酒量有可能變好型』的淺部先生便曾在乙醛脫氫酶和CYP3A4的活性都很高的狀態下，嘗試連續一個月滴酒不沾，結果禁酒結束後，酒量果然硬生生地變差了。

「乙醛脫氫酶的活性有很大的個人差異，千萬別試圖勉強『訓練』。」淺部先生如此勸告著。

而且據說「容易酗酒的人並不是佔了整體50%的『酒豪』型，而是佔40%的『酒量有可能變好型』。」一旦每天都在喝，就很容易誤以為「自己真的很能喝」。隨著酒量逐漸變好，在最糟的情況下便可能染上酗酒的毛病。一旦到了這地步，別說是什麼酒量變好，根本就是需要專家的協助了。

＊注解：細胞色素有很多種，而被認為與酒精代謝關係較密切的，包括CYP2E1和CYP3A4等。

就算酒量變好，要是生病了，一切便都毫無意義。務必記住不要勉強，要衡量自己當天的身體狀況，將喝酒的量維持在隔天不致於宿醉的程度。

這才是能夠細水長流地一輩子享受美酒的秘訣。

※小知識

一旦鍛鍊CYP3A4，就可能削弱藥物的療效!?

在活性化左右了人酒量好壞的CYP3A4時，可不能忘了也會同時帶來一些壞處。

CYP3A4的活性一旦提升，藥物成分的代謝速度也會改變，有時可能無法發揮預期的效果。

而藥效會降低的，包括由CYP3A4所代謝的降血壓用的鈣離子通道阻斷劑（Adalat等）、苯二氮平類的安眠藥（Halcion，酣樂欣等），還有用於預防血栓的華法林、治療高膽固醇血症的史他汀類藥物等。定期服用這些藥物的人一定要特別小心。

第 **5** 章

從最新科學來瞭解「酒與疾病」的關係

喝酒確實會增加罹患「大腸癌」的風險

回答者：溝上哲也先生
國立國際醫療研究中心臨床研究中心

即使是對一天到晚都愛喝酒的酒黨們來說，「癌症」依舊是無法忽視的疾病。

癌症，是日本人死因的第一名。一生罹癌的機率，男性為63％，女性亦高達47％。

多數人應該都知道，喝酒是提高罹癌風險的一大主因。

其中喉癌及食道癌的風險，會因喝酒而增加一事尤其廣為人知。我身邊就有熟識的人被認為應是把加冰威士忌當水喝，所以才罹患食道癌的。

襲擊中壯年人的「大腸癌」

在為數眾多的癌症之中，最讓許多中年以上商業人士擔憂的，想必就是「大腸癌」了。

根據國立癌症研究中心發表於二〇一六年八月之數據，就各種不同部位的癌症罹患人數來說，大腸癌不論在男性還是女性中都排名第2，而男女合計時，則以大腸癌為最多。此外，大腸癌還是女性癌症死亡原因的第1名，男性則是第3名。

據說大腸癌在年過50左右，亦即可謂「中壯年」的年齡層，其發病率會增加。

嗯，五十幾歲的我可是不能掉以輕心的。這麼說來，我的確越來越常聽到周圍的酒黨們說著，「去健檢時發現大腸息肉」或「我在大腸癌的初期就做了手術」之類的話。近來，也有不少罹患大腸癌的名人努力抗癌到最後，仍舊不幸因大腸癌而辭世。

說到大腸癌，我一直以為只有飲食習慣多油多肉的人才會得。但二〇一五年，「紅肉及加工肉品的攝取，會增加大腸癌的罹患風險」被公開發表，為各大媒體所廣泛報導一事仍令我記憶猶新。但看來似乎還不只是如此而已。

我還聽說大腸癌與喝酒密切相關，不知是否屬實？為什麼喝酒會對大腸癌有所影響呢？

於是我訪問了國立國際醫療研究中心臨床研究中心的溝上哲也先生（國立國際醫療研究中心　臨床研究中心　流行病學與預防研究部部長）。

現今因大腸癌而死亡的人數約有5萬人

首先，我詢問了溝上先生關於大腸癌的現狀。

溝上先生表示：「過去，一般都說大腸癌在歐美國家較多，但近年它在日本也成了一大問題。日本的大腸癌死亡人數，最近約莫達到了5萬人。」

嗯，果真嚴重。飲食西化是否就是其主要原因呢？

「正如您所指出的，一般認為生活習慣的變化確實有影響。據說是腸子較長的日本人改採西式飲食，也就是紅肉及脂肪較多的飲食方式，對腸子造成了不良影響。想必大家都知道，當紅肉、加工肉品的罹癌風險被提出時，一度掀起了話題。不過，提高了大腸癌風險的，並不只有這一個因素而已，雖然這點意外地較少為人所知，但其實喝酒也是提高大腸癌罹患風險的重要因素之一。」

喝酒會增加大腸癌風險是已經「確定」的

國立癌症研究中心，針對日本人的癌症與生活習慣間之因果關係做了評估。基於國內外的最新研究結果，該中心將整體與個別部位癌症之風險評估整理成「癌症之風險與預防因素的評估一覽表」，並公佈於網頁上。

依據此評估，在提高大腸癌風險的因素中，唯一已被列為「確定」的，就是喝酒，而可信度僅次於喝酒的是「肥胖」，被列為「幾乎可確定」。

酒精攝取量與大腸癌風險的關係（男性）

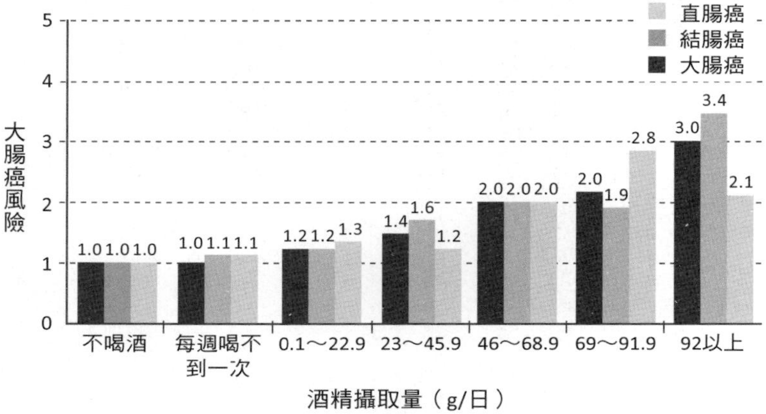

飲酒者的大腸癌罹患風險，會隨著酒精的攝取量增加而升高（以完全不喝酒群組為1的相對風險）。據推測，一天的酒精攝取量每增加15g，大腸癌的風險便會增加約10%。（出處：Am J Epidemiol. 2008;167:1397-1406）

那麼，酒精的攝取會將大腸癌的罹患風險提高到多少呢？

溝上先生等人的研究團隊合併了五項世代研究資料，分析以總計約20萬人為對象的數據後，評估日本人的飲酒與大腸癌罹患風險，並於二〇〇八年發表在專業雜誌上。

而該評估指出「不論男女，結果都發現過度飲酒會造成整個大腸，還有結腸、直腸癌的風險增加。其中又

大腸可分為「結腸」與「直腸」

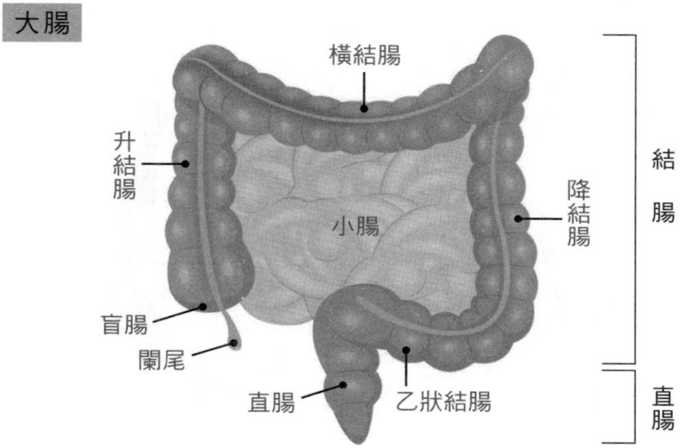

大腸癌之中，又包含出現在接近肛門之直腸部分的「直腸癌」，以及在其上方轉了個大彎的乙狀結腸處的「乙狀結腸癌」，兩者佔了整體的7成。

以男性特別顯著。」

從溝上先生的分析結果看來，男性且一天所攝取之純酒精量相當於23～45．9公克、46～68．9公克、69～91．9公克，以及92公克以上的各群組，與完全不喝酒的群組相比，風險分別為1.4倍、2.0倍、2.2倍、3.0倍等，亦即與酒精的量呈正比，可見風險確實會增加。

而女性雖然不如男性顯著，但一天的純酒精攝取量相當於23公克以上的群組，其風險也會升高為完全不喝群組的1.6倍。

老實說，我真的沒想到喝酒的影響竟是如此明顯。這對擔心大腸癌的酒黨們來說，應該是相當可怕的數據。純酒精23公克就相當於日本酒1合左右，這分量對酒黨而言根本不算什麼。

此外，大腸雖可大致分為靠近肛門的直腸，以及乙狀結腸（直腸上方轉了個大彎的部分）以上的結腸，但不論哪個部分，都呈現出了會因喝酒而導致罹癌風險升高的傾向。

為什麼喝酒會引發大腸癌呢？

溝上先生分別分析了日本人和西方人的喝酒量與大腸癌之關聯性。據此分析結果，日本人喝酒的量越是增加，其風險就會明顯飆升，但西方人的升高幅度其實較為平緩。

這果然還是因為日本人對酒精的耐受性較差的關係嗎？

有喝酒的日本人其大腸癌風險，比有喝酒的西方人更高

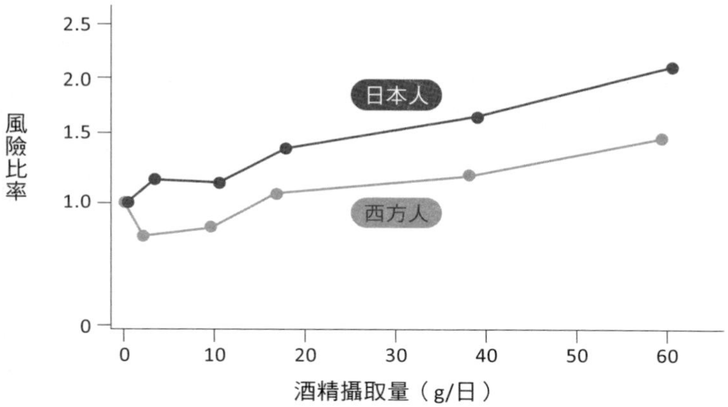

飲酒者的大腸癌罹患風險，會隨著酒精的攝取量增加而升高（以完全不喝酒群組為1的相對風險）。據推測，一天的酒精攝取量每增加15g，大腸癌的風險便會增加約10%。（出處：Am J Epidemiol. 2008;167:1397-1406）

「如您所知，從人種的角度來看，日本人很多都對酒精的耐受性較差。相較於酒精耐受性高的西方人，一天喝酒量不到2合者的大腸癌風險並未升高，日本人的風險卻足足增加至1.4～1.8倍。」

結論就是「人種差異」啊……。身為日本人，這數據真是令人感到非常遺憾。

那麼，到底是什麼樣的機制引發了大腸癌呢？

溝上先生說：「因喝酒

而引發大腸癌的機制，至今尚未被明確釐清。

不過，一般認為最可能的原因，就是乙醛的毒性。畢竟為酒精代謝產物的乙醛會致癌這點，也已獲得實驗證實。平常有大量飲酒習慣的人，還有喝酒會臉紅的人，由於暴露在乙醛毒性下的時間較長，所以危險性就有可能增加。

但在最近一項調查與酒精代謝有關之基因類型和大腸癌之關係的研究中，卻沒有發現明確的關聯性。因此，目前最有力的一種論點則是認為，原因不在於遺傳性的天生體質，可能是因為腸道內細菌的作用，導致由酒精產生之乙醛妨礙了葉酸的吸收與作用，進而導致大腸癌的發生風險升高。」

最好積極攝取葉酸

「葉酸是維生素B群的一種，就如其名，通常富含於葉菜類等食材中。葉酸是與細胞的合成及修復密切相關之重要營養素，對包含細胞遺傳資訊的DNA（基因）的合成而言，是必不可少的成分。

但就如前述，乙醛具有妨礙腸道吸收葉酸的效果，因此，有人便認為，或許正因為細胞的合成、修復作用被阻礙，所以才會引發大腸癌早期階段的基因損傷現象。」

儘管其發生機制尚未被釐清，但癌症的預防和葉酸之間好像確實存在有某種關聯性。葉酸的現身，感覺似乎讓人看見了一絲希望。

那麼，平常多攝取葉酸的話，是否就算繼續喝酒，也還是能預防大腸癌呢？

「很可惜，即使攝取很多葉酸，也無法肯定大腸癌的罹患風險就一定會下降。這是因為和以香煙為明確因素的肺癌不同，大腸癌的形成因素可謂非常地錯綜複雜。

而話雖如此，對葉酸積極地攝取以免不足還是比較好的。花椰菜及菠菜、小松菜等綠色蔬菜，還有柑橘類水果，都富含葉酸。建議大家盡量別倚賴營養補充品，要從食物中攝取為佳。」

最好還是別喝太多

最後，我請溝上先生為大家整理了預防大腸癌的要點，而他第一個指出的，就是喝酒的量。

「就如前面的圖表所示，喝酒的量越大，大腸癌的風險便會升高。故首先要將喝酒的量控制在換算成純酒精不到23～45．9公克（相當於日本酒1～2合左右）的程度，這是最基本的。」

唉，終究還是擺脫不了「節酒」的命運啊……。

而在飲食方面，膳食纖維也是一大重點。

「最好積極攝取來自穀物的膳食纖維。以往認為應多多攝取牛蒡等蔬菜的膳食纖維，不過最新研究發現，米、麥等穀類所含的纖維也相當有效。所以將各種五穀雜糧混入白米一起食用是很好的。此外，也別忘了積極攝取牛奶等鈣質豐富的食品。」

很多人應該早就將糙米及大麥等穀類納入平日的飲食了。每個人都能輕易取得、立即實踐的食材而非特殊的東西這點，真是值得慶幸。

另外，溝上先生還警告，肥胖也會增加大腸癌的風險。

「要注意別讓BMI超過25。且為了避免肥胖，請以每週150分鐘為標準，養成運動的習慣。」

肥胖是包括癌症在內的各種疾病的元兇，尤其已被診斷為代謝症候群的人更是要小心。

溝上先生所建議的每週運動150分鐘，換算起來每天平均不過20幾分鐘。像是多走一站的距離、不坐電梯改走樓梯等，感覺只要稍微用點心，要達成並不困難。

比起過去，大腸癌確實有增加的趨勢，也難怪許多人會擔心。不過，溝上先生指出：「大腸癌若是早期發現的話，其治癒率相當高。」正因如此，所以早期發現非常重要。一旦過了40歲，請每年接受一次大腸癌篩檢。

不必過度擔憂害怕，希望大家都能在定期接受癌症篩檢的同時，注意日常飲食習慣，以便與美酒一起長長久久地走下去。

「胰臟炎」可能須終身禁酒

回答者：清水京子先生
東京女子醫科大學消化器官內科

多數酒黨們最在意的身體部位，應該就是拼命幫我們分解酒精且勤奮不已的肝臟了。

在健檢、體檢等的血液檢查結果當中，大家第一個查看的想必都是「γ-GTP」及「ALT」等代表肝功能的數值。

而忍住不喝美酒的「休肝日」，誠如其名，亦是出於對肝臟的體貼關照，因此，大家可能一心以為「只要顧好肝臟就沒問題了」。

其實還有一個器官是和肝臟同樣重要，喔不，甚至可說是比肝臟更重要、更需要注意的——那就是「胰臟」。和肝臟同樣有「沈默的器官」之稱的胰臟，扮演了與消化有關的重要角色。

在此針對酒精與胰臟間的關係，我訪問了東京女子醫科大學消化器官內科的清水京子女士（東京女子醫科大學　消化器官內科副教授）。

胰臟是與代謝症候群及糖尿病也有關聯的重要器官

「胰臟主要有兩大功能：一是分泌用來消化蛋白質、脂肪、醣類的酶的『外分泌功能』；另一則是分泌胰島素及胰高血糖素（升糖素）等有助於控制血糖值之激素的『內分泌功能』。」

近來，低醣飲食等減肥方式掀起話題，其關鍵詞「胰島素」應該令不少人感到耳熟。

此外，與代謝症候群等密切相關的第二型糖尿病患者，為了控制血糖值而自行注射的，也正是胰島素。

與其他器官相比，大家對胰臟或許不是那麼熟悉，但其實對我們這些愛酒人士來說，胰臟可是與包括肝臟及腸胃等切身器官並列，在消化系統中扮演著十足重要的角色呢。

即使解決了急性症狀，也未必真的「痊癒」？

在探究酒精與胰臟的關聯性時，和酒黨們關係最密切的，非「胰臟炎」莫屬。

光是這幾年，就有搞笑藝人團體「Tutorial」的福田充德、「次長課長」的河本準一，以及「中川家」的中川剛等人，曾因罹患胰臟炎而成為話題。其共通點是，這些人都是35歲以上到40幾歲的男性。

據清水女士表示：「胰臟炎，是指胰臟發炎的狀態。而胰臟一旦急性發炎，便會伴隨有上腹部及背部劇痛，還有噁心等自覺症狀。

胰臟炎分為急性和慢性兩種，但就算是急性，即使讓症狀消失了，也不代表就完全治好了。罹患酒精性急性胰臟炎的人，多半都因長年的飲酒習慣而早

引發慢性胰臟炎的主要原因

男性

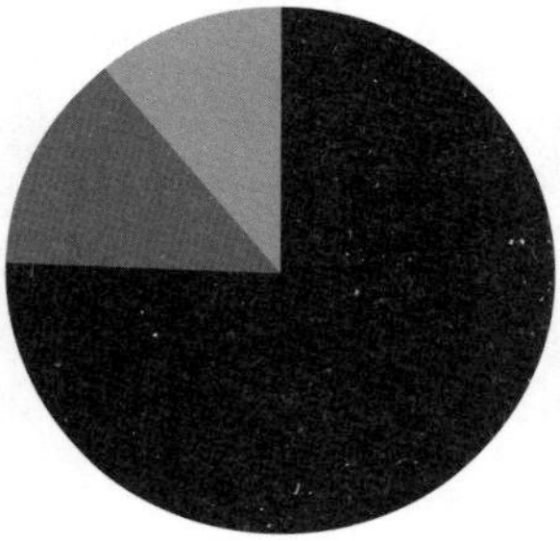

- 酒精性：75.7%
- 原發性：13.4%
- 其　他：10.9%

在慢性胰臟炎的原因中，男性有75.7%都是由酒精引起的。
（厚生勞動省特定疾患難治性胰臟疾患調查研究班 慢性胰臟炎全國調查2002年）

就存在有慢性胰臟炎的毛病，一旦在尾牙旺季等時期，喝酒量持續增加一段時間後，酒精便會成為觸發關鍵，使之以『急性』形式現身。換言之，在症狀出現時，胰臟往往早就已有慢性發炎的現象了。」

即使是急性，在嚴重時也可能導致多種器官損傷，亦即「多重器官衰竭」的胰臟炎。

這到底是為什麼會發生的呢？

「首先，引發胰臟炎的最主要因素，是來自於含有分解蛋白質之消化酵素『胰蛋白酶』的胰液分泌異常。在正常狀態下，胰蛋白酶會維持非活性的形式到達十二指腸，直到被小腸所分泌的酵素『腸激酶』給活性化後，才真正能夠消化食物。但若由於酒精等各種因素造成這胰蛋白酶在胰臟中就被活性化，以致於胰臟『自我消化』的話，便是所謂的胰臟炎。嚴重的急性胰臟炎會因胰臟大範圍壞死而造成大量活性物質被釋放至全身，導致多重器官衰竭，不幸者甚至有死亡的可能。

而長期持續的胰臟發炎則是所謂的慢性胰臟炎，多年來不斷破壞正常的組織，最終導致胰臟纖維化（萎縮），便會引起消化吸收障礙。甚至其內分泌功能一旦低下，罹患糖尿病的風險也會增加。」

胰臟炎的風險會因乙醇的「累積」而升高

依據日本厚生勞動省（特定疾患難治性胰臟疾患調查研究班）所提出的研究報告，胰臟炎的主要成因是酒精，佔男女整體的67.5%，尤其在男性中更佔了75.7%的極高比例。

其他原因還包括膽結石及無法確定根源的原發性等，但比例都遠低於酒精。再加上前述曾罹患胰臟炎的搞笑藝人們都有個共通點，就是「很愛喝酒」。如此看來，每天都少不了酒的酒黨們與胰臟炎之間，顯然有著難以分割的密切關係。

「酒所造成的傷害，與釀造酒還是蒸餾酒等酒的種類沒什麼關係，重點主要在於喝酒至今所『累積的乙醇量』。換算成純酒精，若每天攝取約80公克的量（女性約為男性的六成），持續喝10年的話，風險就會升高。30～40幾歲的人之所以罹患胰臟炎的比例較高，就是基於這個理由。

此外，最近與罹患胰臟炎有關的基因也備受關注，當這些基因有變異時，發生胰臟炎的風險便會升高，亦即除了喝酒的量之外，也是有所謂比較容易得胰臟炎的體質存在。」

純酒精80公克換算成酒類，相當於日本酒約4合，中瓶啤酒約4瓶左右。只要是酒量稍微好一點的人，這樣的分量應該只能算是基本起跳而已。

胰臟一旦受損就很難再生

因此，關鍵在於，要重新檢討生活習慣與喝酒的量。

「基本上，要避免每天大量飲酒，務必謹守適量原則（換算為純酒精約20公克）。抽煙對胰臟炎及胰臟癌也會造成風險，故有吸煙習慣的人建議最好戒煙。其次要改善不規律的生活，並努力紓解壓力，且為了不對胰臟的運作造成負擔，記得適度運動以免肥胖也是很重要的。在飲食方面，應避免會增加胰臟負擔的高脂飲食，最好積極攝取燉煮類料理及烤魚等傳統日式飲食。」

對一般人來說，要把這些原則放在心上或許不難，但對於「酒量有點好」、「喝得相當多」的酒黨們而言，每次黃湯一下肚，「適量」一詞往往就消失在記憶的另一端了。

可是，胰臟的損傷真的不容小覷。「原因在於，胰臟一旦發炎，其功能就很難恢復。」清水女士如此解釋。

而且一旦胰臟炎持續發展，對現代醫療來說，很難發現又很難以治療的胰臟癌罹患風險也會升高。」

胰臟的毛病是幾乎不會出現自覺症狀

為何擁有如此先進的現代醫療技術，卻還是很難預防並早期發現胰臟相關疾病呢？

「由於胰臟在胃的後方，即使疼痛也可能會誤以為是胃不好，於是便延遲了胰臟疾病的發現，再加上不像胃和大腸等，胰臟是無法以內視鏡直接查看病灶的。和胰臟一樣無法直接查看的肺臟等器官，隨著螺旋式CT等醫療設備的進步，已可做到相當精確的檢查。但相對於此，即使在體檢及公司行號等的健檢中，胰臟的檢查也僅限於以抽血方式驗一下『澱粉酶』的數值，並加以評估罷了。雖有所謂的腹部超音波檢查，但畢竟胰臟位於很難看到的位置，因此，當懷疑胰臟有問題時，必須進一步以顯影CT或MRI等進行更仔細的檢查。

正如所謂胰臟是『沈默的器官』的說法，由於病情沒惡化就不太會出現自覺

慢性胰臟炎患者的主要死因

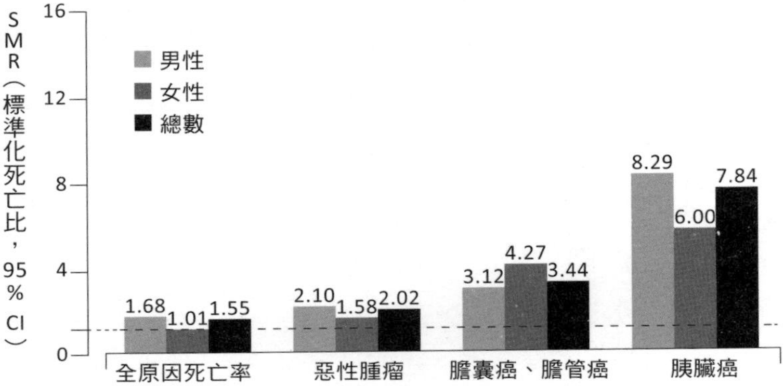

這是針對慢性胰臟炎患者於追蹤期間的死亡，以1998年全國人口動態統計為基準，所計算出的不同死因的標準化死亡比。不論男女，罹患慢性胰臟炎後因胰臟癌死亡的比例都比一般人口多。（厚生勞動省　特定疾患難治性胰臟疾患調查研究班　慢性胰臟炎全國調查2002年）

症狀，故總是很容易被忽視。」

胰臟一旦發炎，可不是喝酒適量就能解決的了。

據清水女士表示：「站在專業醫師的立場，這時只能建議病患徹底『終生禁酒』了。」

對酒黨們而言，在此情況下，除了最痛苦的「戒酒」外，還要被迫過著擔心受怕的生活，必須時時承擔著罹患現代醫療所難以治療的胰臟癌的風險。

實際觀察慢性胰臟炎患者的「標準化死亡比（相對於一般群體的死亡比率）」便會發現，之後因胰臟癌死亡的比率為7．84，是最高的。

不像肝臟，對於不具再生功能的胰臟，我們只能好好珍惜現有的。對酒黨們來說，要控制「想喝」的慾望的確非常困難，但比起「完全不能喝」的生活，你會選擇哪邊呢？

如果想要細水長流地與美酒常伴一生，平日就不能疏於對胰臟的照顧喔。

「乳癌」與酒精有何關聯？

回答者：中村清吾先生
昭和大學醫學系乳房外科

自從二〇一五年藝人北斗晶向大眾宣告她得了乳癌後，大家對乳癌的危機意識又進一步提升。想做乳癌篩檢的女性也因此增加，據說有好一陣子乳房外科的門診都很難預約。

我個人每年都一定會做一次乳癌篩檢，但儘管那次事件的檢查結果為陰性，心裡卻還是很擔心，於是我先生建議我那就再檢查一次好了。

乳癌的罹患率正急遽升高

所謂的乳癌，是由乳腺所產生的癌症，就如大家都知道的，是長在乳房上。一般認為乳癌有70～80％左右，是以女性賀爾蒙（雌激素）的刺激為主要成因。

近來由於初經來潮的年齡降低，而停經的年齡又升高，導致女性暴露於雌激素的年份越來越長，在這樣的環境背景下，乳癌的罹患率便持續攀升。

實際比較一九八〇年和二〇〇三年的數據便發現，乳癌的罹患率明顯升高，甚至到40歲以後，尤其停經後的乳癌比例增加了不少。依據二〇一五年的資料，罹患乳癌的人有8萬9千人，足足是一九八〇年代的4倍以上。

乳癌早已不是什麼罕見的疾病了，但恐怖的是，據說「乳癌與喝酒有很密切的關係」。

我曾與周圍的幾位女性提到關於喝酒和乳癌的話題，但絕大多數人都不知道這件事。嗯，原來世上很多女性在喝酒時，其實並不知道會有其風險呢。

為此我訪問了日本乳癌學會理事長、昭和大學醫學系的中村清吾先生（昭和大學醫學系乳房外科教授　昭和大學醫院乳房中心主任　日本乳癌學會理事長）。

喝酒會提高乳癌的罹患風險

「酒精會提高乳癌的罹患風險。目前已有好幾個將喝酒的人和不喝酒的人分開進行的病例對照研究結果被提出，而每個研究結果都顯示，與不喝酒的人相比，喝酒者的風險較高。而且據說喝的量越多，乳癌的罹患風險的確會隨之變高。」

中村先生如此明白表示：「酒喝越多乳癌的風險就越高。」這對女性的酒黨們來說，可是非常切身的問題。

依據在全球具權威性的世界癌症研究基金（WCRF,World Cancer Research Fund）及美國癌症研究協會（AICR,American Institute for Cancer Research）所評估之證據等級，其風險亦被判定為「幾乎可確定」。這是在「確定」、「幾乎可確定」、「有可能」、「證據不足」、「沒有明顯關聯」等五個等級中第二個高的。看來酒精對乳癌的影響，似乎很不尋常。

「WCRF在二〇〇七年出版的報告中指出，『酒精性飲料為停經前乳癌及停經後乳癌的原因，這一證據是確定的』。而風險增加的幅度是6～10％，雖然不是很高，但酒精毫無疑問地，確實會提高乳癌的罹患風險。」

在由國立癌症研究中心以日本全國各地40～69歲女性約5萬人為對象，進行歷經13年的多目的世代研究中，亦得到了「酒精的攝取量越多，就越容易得乳癌」這樣的結果。尤其每週喝的量換算成乙醇多於150公克的群組，和完全沒喝過酒的群組相比，乳癌罹患率更是高達1．75倍。

為何酒精會讓乳癌的罹患風險升高？

一聽到國內外研究都證實了此風險的確存在，就讓人更加害怕了起來。那麼到底是酒所含有的什麼成分，增加了乳癌的罹患率呢？

「酒精，以及分解酒精時所產生的乙醛所具有的致癌性、伴隨酒精代謝而產生的氧化壓力、性賀爾蒙的水平升高、葉酸（DNA合成及修復所需）的缺乏等，有各式各樣的因素被提出。但實際上，目前還不知明確的理由為何。即使觀察世代研究的數據可知，當酒精的量增加時，乳癌的發生風險就會變高，但現在還無法確定正確的量是多少。」

原來如此，看來目前似乎還不知確切的因果關係是怎樣。但由於隨著喝酒的量越大，罹病的風險就越高，所以別增加喝酒的量是最好的。

那麼，喝酒的量應該要控制在多少較妥當呢？

據中村先生表示：「在此提供一個大概的參考基準。一般來說，日本酒的話，一天最好控制在1合以內，就相當於中瓶啤酒1瓶，或葡萄酒2杯左右，據說這樣風險較低。不過，這也不是有明確證據證實的數字就是了。正如剛剛也提過的，畢竟喝得越多風險越高，所以重點在於要注意別喝太多。」

那麼，所謂的「酒量好壞」，亦即人對酒精的耐受性高低會有影響嗎？

「由於還不清楚這方面的確切機制，所以也只能大略推測。既然乙醛也被列為原因之一，那麼酒精分解能力較低，亦即所謂酒量較差的人，確實有可能風險較高。」

從這個角度看來，我們還真是不能強迫酒量差的人喝酒呢。

除了酒精外，也該注意肥胖問題

身為酒黨女性，這真是令人感到萬分悲哀。考慮到乳癌的風險，在喝酒方面是否終究還是必須節制較好？雖說有風險，不過，重點在於風險有多大？就算喝酒很節制，但要是忽略了更大的風險，那就沒意義了。實際上，在喝酒方面到底該多注意才好呢？

幸好，當我哭喪著臉質問中村先生：「女人終究是得少喝點酒才行嗎？」的時候，獲得了比較令人安心的答案。

「酒精確實會提高乳癌風險，但也不必過度擔憂。就增加乳癌風險的因素而言，目前被認為最具危險性的，其實是『肥胖』，還有『缺乏運動』。由肥胖和缺乏運動所導致的風險，比酒精更大。此外，在國際上，喝酒確實被列為風險因素之一，但以日本人的實證來說，它是被評為『數據不足』的。但也別因此就放心地卯起來喝喔。」

這樣啊，雖然這答案讓人在黑暗中瞬間看見一絲光亮，然而聽到「肥胖」

一詞，又令人忍不住打了個哆嗦。因為對於喝酒時，總免不了來點下酒菜的酒黨們來說，肥胖也是很切身的問題。

「肥胖與乳癌具有密切關係，尤其在停經後格外顯著。停經後，卵巢功能衰退，雌激素（女性賀爾蒙）減少，故通常乳癌的風險會降低。但若肥胖的話，那就另當別論了。

其原因在於乳腺之脂肪組織等所含有的酵素——芳香酶。芳香酶具有將源自膽固醇的一種雄激素（男性賀爾蒙）轉換成雌激素的作用，而越胖的人芳香酶的活性越高。換言之，乳腺組織就變得較容易製造出雌激素。一般認為這就是停經後乳癌罹患率升高的一大主因。」

沒想到停經後，脂肪竟成了雌激素的主要供應來源！

環顧周遭，我身邊的酒黨們多數都屬於就算要講客套話也很難說是瘦的體型，而因肥胖導致痛風或糖尿病等而必須服藥的人也不在少數。據說在WCRF／AICR的證據等級中，肥胖這一因素在停經後可是被評為「確定」的。唉，看來非瘦下來不可了……。

大豆及乳製品與乳癌有何關係？

依據中村先生的說法：「飲食西化，也是乳癌發生率增加的原因之一」。觀察日本農林水產省的「食品供需表」可知，二〇〇四年時，從米飯攝取的卡路里僅佔一日飲食的四分之一以下，從畜產品油脂類所攝取的量卻變成了四倍以上，而所攝取的總卡路里也比一九六〇年多了300大卡。

畢竟適合下酒的都是油膩的高卡路里食物，故除了喝酒的量外，用來配酒的下酒菜也必須注意才行。

說到下酒菜，坊間有傳言說大豆的異黃酮，可降低乳癌的復發風險，另外也有人說包含起司在內的各種乳製品，容易引發乳癌，這是真的嗎？

「某些報告指出大豆可能有預防效果，故予以攝取並非壞事，但最好別期待多吃就會有降低風險的效果。有些人因為聽說異黃酮有助於減少乳癌風險，所以就透過營養補充品來攝取，但站在醫生的立場我不建議這麼做。而乳製品是否為風險因素這點，有人贊同也有人反對，目前依舊是證據不足的。」

原來如此，看來還是別試圖靠著攝取某些食物來避開乳癌風險比較實際。

運動也能減低乳癌罹患率

中村先生建議，要避開乳癌風險還有一個辦法，那就是「運動」。

「可能跟會變瘦也有點關係，運動是可以減少乳癌罹患率的。」

不論停經前還是停經後，運動都具有維持體重、避免肥胖的效果，而由於也能夠預防生活習慣病，故不禁讓人再次深深體會到「真的必須運動才行」。

雖說不必過度擔心酒精，但它確實是會增加風險的，而「避免肥胖」、「適度運動」都是降低風險的關鍵要點。

這其實不就是「要減少喝酒的量」、「別吃太多」、「要記得運動」等人們經常針對代謝症候群所強調的健康守則嗎！

為了戰勝乳癌，也為了健康，大家何不從今天開始就試著努力實踐呢？

喝太多會造成男性賀爾蒙減少!?

回答者：堀江重郎先生
順天堂大學研究所醫學研究科

就和女人會在意女性賀爾蒙一樣，男人一談到「增加男性賀爾蒙」的話題便會眼睛發亮。

搞不好，對於賀爾蒙一詞，男人其實比女人更敏感也說不定。

男性賀爾蒙簡直就是男性的象徵。

男人不論到了幾歲，都喜歡誇耀自己的「雄性」身分，真是令人同情。但這麼一想，每個大叔都變得有點可愛了呢。

男性賀爾蒙與酒精有何關係？

說到男性賀爾蒙，多數人第一個想到的應該就是「睪固酮」。睪固酮不僅限於男性，它是一種亦存在於女性體內的賀爾蒙，故將之限定為「男性賀爾蒙」其實並不正確。以男性來說，95%是由睪丸產生，剩下的5%則由腎上腺製造，而女性也會從脂肪及卵巢、腎上腺產生。

睪固酮有助於肌肉的增生和骨骼的形成，於20幾歲時達到顛峰，之後分泌量便逐漸減少。一般人往往都將睪固酮的減少連結至勃起障礙、性慾衰退等主要和下半身有關的問題，但實際上其影響並不僅止於此。

不論男女，做為一種在社會上展現自我、爭取認同時必不可少的「與社會表現直接相關的賀爾蒙」，睪固酮可說是越來越受到關注。

事實上，有時在診斷憂鬱症時，會進行睪固酮的數值測量。而到目前為止，一直以來都被稱做「男性更年期」的「晚發性性腺功能低下症候群（LOH，Late-Onset Hypogonadism）」所帶來的憂鬱症狀，也是依據睪固酮的值來決定治療方式。

不只是男人，女人若是想過著活力充沛的生活，也一樣少不了這睪固酮。不過，在網路等各處煞有其事地流傳著一些令酒黨們不快的相關資訊，那就是喝酒會使睪固酮的值降低。

身為愛酒人士，這消息真是無法聽過就算了。事實到底如何？

在此我訪問了順天堂大學研究所醫學研究科的教授，同時也是日本Men's Health醫學會理事長的堀江重郎先生（順天堂大學研究所醫學研究科　泌尿器官外科學教授）。

一般範圍內的飲酒是不需擔心的

「睪固酮的值降低和一般範圍內的飲酒，基本上沒有直接的關聯性。甚至適量的飲酒，反而對男女都有增加睪固酮的效果。雖說若持續大量飲酒的話就會有影響，但基本上在一般範圍內的喝法，應該是不必擔心會有什麼影響的。

此外，在喝酒前鍛鍊一下身體的話，即使喝得比較多，睪固酮反而還會增加，人會很有精神呢。」

哇喔，突然間聽到彷彿從天堂傳來的好消息。各位可以放心地喝了。

「不過，大量飲用啤酒的人，是有風險的。若只是『一開始先來杯啤酒』的程度，基本上不成問題，但從聚會開始到結束一直都喝啤酒的人，就必須小心了。因為啤酒原料中的啤酒花，含有一種叫柚皮素的物質，而此柚皮素具有類似女性賀爾蒙會阻礙睪固酮分泌的作用。」

那麼，喝多少啤酒會有影響呢？

據堀江先生表示：「每晚喝3罐以上大罐（500毫升）啤酒的人，就可能會受到影響。」

話雖如此，但也不必過度擔憂。堀江先生又繼續說：「如果擔心，就別光喝啤酒，只要交錯換喝葡萄酒或日本酒、燒酒等其他酒類就行了。」

要避免長期慢性的大量飲酒

得知一般範圍內的飲酒對睪固酮不會有影響，想必讓很多人鬆了一口氣，但過度飲酒還是必須注意。

「不只是啤酒，長期慢性的大量飲酒，也是促使睪固酮減少的主要因素之一，所以務必要小心。」堀江先生如此說道。

「睪丸一旦長期受到酒類飲料所含有的乙醇持續攻擊，睪丸中負責製造睪固酮的細胞便會受損。睪丸可是產生睪固酮的重要部位，而喝太多是會對睪固酮造成不良影響的。再加上乙醇的代謝物，會減少在肝臟及睪丸中一種叫菸鹼醯胺腺嘌呤二核苷酸（輔酶I，NAD+）的維生素，而此維生素是維持細胞能量平衡所必須之物質。這也被認為是酒喝太多肝臟會不好的原因之一。」

雖然有點離題，不過，據說精子也可能因大量飲酒而受到影響。

根據堀江先生的說法：「一旦喝太多，精子也會醉，甚至還有可能影響到胎兒呢。」嗯，果然任何事情都是過猶不及……。

擔心酒精還不如擔心肥胖問題

「比起喝酒，肥胖問題更是睪固酮減少的重要因素。」堀江先生如此說道。

「一旦持續大量攝取酒精，內臟脂肪便會隨之增加，而有體重變重的危險性。內臟脂肪一增加，睪固酮就會減少，進而導致肌肉減少，這種『代謝症候群』的恐怖惡性循環就會被引發。」

實際上，在紐約州立大學所做的一項以45歲以上共1849名男性為對象的研究調查中，亦獲得了肥胖男性的睪固酮值較低，且隨著BMI（身體質量指數）增加，睪固酮會減少的研究結果（出處：Diabetes Care;2010, 33(6),1186-1192）。

此外，睪固酮值較低的人容易胖，也容易罹患糖尿病。

看來睪固酮一旦減少，就等於一路直通代謝症候群了。

唉，光用想的就覺得很恐怖……。

另外，還有一件事是必須注意的，那就是「睡前酒」。

「有研究指出，睡眠時間短的人其睪固酮值較低。酒精具有興奮作用，會降低睡眠品質，再加上酒精對抗利尿激素的抑制作用，會讓人半夜不斷地跑廁所，於是便造成睡眠時間縮減。」

沒想到為了助眠所喝的睡前酒，反而會妨礙睡眠、減少睪固酮。

習慣喝睡前酒的人務必注意，避免臨睡前喝酒，才能保有良好的睡眠品質。

壓力減少，男性賀爾蒙就會增加

最後我詢問堀江先生，有沒有什麼好的喝酒方式能夠「讓睪固酮不會減少」？除了不要過度飲酒，以及避免一直只喝啤酒外，喝酒的量應要控制在多少？到底怎麼喝比較好呢？

「正如一開始便已提過的，只要不是過度飲酒，和睪固酮的減少都不會直接相關，真的不用那麼緊張。以一般所謂適量『換算成純酒精20公克左右（相當於日本酒約1合）』為基準來喝就行了。拼命忍住不喝反而會造成壓力，而壓力正是睪固酮減少的一大主因。輕鬆愉快地適量飲酒以紓解壓力，會對睪固酮帶來好的影響。因此，適度飲酒可說是好事。」

原來適度地飲酒作樂、釋放壓力，對男性賀爾蒙也是有正面效果的呢。

不過，堀江先生說的「輕鬆愉快」其實也是一個關鍵。有利害關係、很壓抑的那種酒聚，或是一對一的嚴肅對飲，有時反倒會造成壓力。與可自在相處的伙伴們鬧烘烘地一起暢飲，才是最棒的。

「男人們湊在一起喝酒，睪固酮也是會分泌。但只要男人堆中有一位女性存在，睪固酮的分泌就會進一步提升。」

不必裝模作樣，可在放鬆狀態下喝酒的關係是最理想的，故請慎選喝酒對象。只是愉快歸愉快，還是不可以喝過頭喔。

運動具有提升睪固酮值的效果

除了這些外，最好能養成習慣的，還有「運動」一事。已有研究證實，透過運動刺激肌肉，睪固酮的值便會升高（出處：Metabolism. 1996; 45(8): 935-9），據說有氧運動和肌力鍛鍊都有效果。

為了避免會導致睪固酮減少的肥胖問題，千萬別嫌麻煩，一定要多多活動身體才好。

除了睡眠、運動，以及與三五好友開心酒聚外，依據堀江先生的著作《改變人生的激素力（ホルモン力が人生を変える）》（小學館101新書）所述，要增加睪固酮的值，「過著積極而從容的生活」、「大聲笑」、「緩解過度緊張」等所謂放鬆心情的幾個條件，都相當值得注意。

謹守適量原則，在與好友談笑之間，以美酒妥善紓壓，或許正是延緩隨著老化而產生之睪固酮低下問題的秘訣呢。

月經、懷孕、更年期……女性該如何與酒精相處？

回答者：吉野一枝女士
吉野女性診療所

「唉，鋼鐵之肝，於今何在——。」

隨著年齡增長，最令人有感的就是「酒量變差」了。20幾歲時，喝酒的單位不是「杯」，而是「瓶」。喝酒聚會時，不論什麼酒都是以一瓶為起跳單位，喝完了紅酒、白酒，最後再以威士忌作結可謂理所當然。

當時我在做週刊雜誌的記者，喝到天空變成魚肚白後，小睡一下就去採訪可算是家常便飯。採訪完畢，接著又是一路喝到早上的酒聚行程，就這樣一再循環。那時，「宿醉」二字根本和我扯不上關係。而且喝得那麼兇，γ-GTP依舊是正常值，簡直就是擁有「鋼鐵之肝」的超人呢。

然而到了40幾歲，一旦多喝了點，醉意就會延續到隔天。甚至一進入被稱做「第二青春期」的更年期時，更是變得沒辦法喝太多，真是非常沒用（但可能還是比一般女性強就是了）。

有這種症狀的人，並不只有我而已，在我周遭年齡相仿且正迎來更年期的許多女性，也都感嘆著「酒量變差了」。

雖說此事有很大的個人差異，不過近來我又再次深深感受到，更年期對多數女性而言，是個不得不改變生活方式以及與酒相處方式的重要時期。

此外，我們也已知道女性喝酒會增加乳癌的罹患風險（請參考第202頁）。雖然目前似乎還無法確定正確的因果關係為何，但基本上隨著喝酒的量越多，罹病風險便會有明顯升高的趨勢。

嗯，是否還有其他身為女性應要特別注意的酒精風險呢？說到底，女人是可以和男人一樣喝酒的嗎？我想這部分是有必要好好釐清的。

於是我訪問了熟知更年期障礙及女性賀爾蒙的「吉野女性診療所」吉野一枝女士（吉野女性診療所院長　婦產科醫師　臨床心理師）。

女性的酒精容許量較低！

到底人對酒精的容許量，是有男女性別差異的嗎？

「基本上，體型也有個人差異，不過一般來說，體型比男性小的女性，其肝臟也較小，對酒精的耐受性有較偏弱的傾向。依據國立醫院機構久里濱醫療中心所提出的報告，1個小時所能代謝的酒精量，亦即酒精的代謝速度，平均來說，女性也是比男性少。

此外，女性的血液循環量比男性少，亦是已知的事實。所謂血液循環的量少，表示攝取同量酒精時，相較於男性，女性血液中的酒精濃度會比較高。女性比較會有酒精長時間停留在體內的傾向，故較容易受到酒精的影響。

當然，人對酒精的耐受性，與取決於遺傳因素的『酒精分解酵素的量』有很大關係。就像也有如葉石女士般雖然個子小但酒量超好的女性存在，這是有個人差異的，故無法一概而論地斷定『女人的酒量比較差』。不過，還是希望大家能理解，基本上女性具有較易受酒精影響的整體性趨勢。」

也就是說，儘管有個人差異，女性最好還是別和男性以同樣的速度喝酒，而在喝的量方面也最好要節制一些。畢竟身體能夠接納的量本來就比男性少，故這沒什麼可爭論的。

據吉野女士表示：「由大量攝取酒精所引發之酒精性肝臟病變的發展，存在有很明顯的性別差異。酒精性肝臟病變是一旦持續大量飲酒，便會演變成肝硬化的恐怖疾病，據說演變至肝硬化的速度，女性比男性更快。」

實際查看由日本厚生勞動省所進行的21世紀國民健康促進運動——「健康日本21」的「酒精」項目便會發現，當中明確寫著「女性的攝取量應少於男性較適當」。

在「健康日本21」第二次的目標中，被定義為「飲酒量足以增加生活習慣病風險的人」，是以一天的純酒精攝取量來說，男性在40公克以上者，女性在

20公克以上者。真沒想到，男女竟有高達2倍的差距。

我本身由於酒量很好，所以根本沒在管這些，但原來女性基於身體構造，其實是不該和男性以同樣的速度喝酒，而且應是要注意節制分量的。

另外再補充一下，純酒精20公克約莫相當於500毫升的中瓶啤酒1瓶，或是日本酒1合左右。

雖說只是個目標，但量好少，實在是太少了……，這對我來說根本只是開胃酒啊（泣）。

月經、懷孕、更年期，應注意的三個時期

其次令人好奇的是，女性喝酒時有哪些特別該注意的要點？

女性因為有生理期及排卵等，別說是生理狀況了，在短短1個月內就連心理上的變化也非常大。而且就如一開始也已提過的，在生理及心理層面上，女人受到於50歲左右報到並於停經前後延續10年左右的更年期之影響非常大。

女性喝酒需注意的三個時期

月經	月經前	應避免為了逃避PMS（經前症候群）的不適，而求助於酒精。
	月經期間	酒精會助長月經期間的各種症狀，故應節制飲用量。
懷孕期間		懷孕時嚴禁喝酒，因為可能對寶寶造成傷害。
更年期		為逃避精神上的不適而倚賴酒精，是很危險的。由於代謝降低，人容易發胖，故最好選擇醣類含量較低的酒類。

對女性來說，有哪些時期是喝酒需要多注意一下的呢？

吉野女士說：「女性有三個時期，是對喝酒必須多加小心的。具體來說，就是月經前與月經期間、懷孕期間，以及更年期。

現在的女性約有7成都有『經前症候群（PMS,Premenstrual Syndrome）』，這是指在月經的3～10天前會出現身體腫脹、食慾過盛、焦躁易怒等身體及心理上的不適症狀。雖然目前雌激素（卵泡賀爾蒙）及黃體素（助孕酮）等女性賀爾蒙與PMS的因果關係尚未被釐清，不過，此時期除了有身體狀況的變化外，也是精神狀況容易突然低落的一個時期。這時若為了撫平焦躁的情緒而求助於酒精，往往就會形成習慣，很容易因此陷入飲酒量不斷增加的惡性循環當中。」

這段話想必讓許多女性都點頭如搗蒜吧。以我個人來說，現在正處於持續服用低劑量口服避孕藥的狀態，過著沒有PMS的生活。不過，在這之前我的PMS症狀可算是相當嚴重，與其說是心情低落，我比較偏向會變得焦躁、有攻擊性的類型，一旦喝酒，便會更助長此傾向。

據吉野女士表示：「有些人甚至會陷入輕微的憂鬱狀態。用酒來緩解精神層面的不適只是一時的，與其借酒澆愁，還不如考慮從根本來治療PMS會有建設性得多。」

那麼，月經期間到底有哪些要點應注意呢？

「在月經期間，人很容易受到前列腺素的影響，而這前列腺素是一種會影響各種生理活動的賀爾蒙。前列腺素會使子宮收縮，好將經血擠出體外等，對女性來說是必不可少的物質。但它同時也會誘發腹痛、頭痛、噁心感，因此，在月經期間，即使不喝酒，人依舊是處於容易噁心、頭痛的狀態。這時若再加上酒精，便容易助長這些症狀，往往會讓人醉得比平常更嚴重。

此外，喝酒會促進血液循環，心跳也會加快，進而導致經血量增加，有時甚至可能引起貧血問題。我想應該很少有人會喜歡在有經血時大量喝酒，不過，在月經期間，請大家最好還是要比平常更注意控制喝酒的量。」

即使有個人差異，但「生理期較容易喝醉」這說法確實經常聽到。看來月經期間千萬別喝太多，最多就是配合著大家稍微喝一點就好。

眾所周知，懷孕期間嚴禁喝酒

女性會在一個月內有生理與心理的變化，而在「人生」這個更大的區間，也會有一段時期出現大幅度的變化。其中之一就是懷孕。大家都知道懷孕期間是嚴禁喝酒的，酒精性飲料的包裝上也都有加注警語。

「懷孕期間喝酒不僅對孕婦本身有影響，也會對胎兒造成很大影響。一旦罹患所謂的胎兒酒精綜合症（FAS，Fetal Alcohol Syndrome），寶寶出生時體重會過輕，而對其腦部的傷害，有可能會一直持續影響到成年。因此，懷孕期間應避免飲酒。」

於更年期染上酗酒毛病的人不在少數

到了40歲以後，在身體和心理層面都出現大幅度變化的這種現象，正是先前提到的更年期。更年期由於雌激素驟減，故會出現各種生理上的不適症狀。其中最具代表性的，就是所謂的「熱潮紅」，亦即臉部會突然發熱變紅的症狀。此外，還會伴隨有突如其來的冒汗情形，這是因為雌激素的分泌減少，導致掌管血管收縮及擴張的自律神經紊亂的關係。在更年期，許多人都為此症狀所苦，據說有時甚至會因此變得退縮自閉或是憂鬱。

吉野女士還特別提醒：「更年期由於精神處於不穩定狀態，所以容易求助於酒精。於更年期持續飲酒而導致酗酒問題的女性，其實不在少數。

在這時期倚賴酒精絕無好處。即使喝了酒暫時消除了焦慮，一旦冷靜下來，又會開始焦慮。若是再試圖消除焦慮而一再反覆喝酒，喝的量就會漸漸增加，於是便一路直奔酗酒之途。」

當然，並不是說更年期不能喝酒，在容許量之內享受美酒絕非壞事，只不過若把酒當成一種工具來倚賴，用以掩蓋心理層面的不穩定，那是很危險的。

更年期除了精神狀況容易低落外，還會被睡眠障礙、骨質疏鬆等各式各樣的毛病襲擊。其中睡眠障礙尤其必須多注意。據說，有不少人因為睡不著，於是自然而然地喝起酒來，漸漸養成習慣後，就這樣染上了酗酒毛病。

吉野女士也建議：「最好別試圖用酒來助眠，請嘗試一些除了喝酒以外的方法，像是晚上避免喝含有咖啡因的飲料、睡前做些伸展運動等。若無論如何都睡不著，那麼可諮詢醫師，並考慮使用安眠藥等。」

更年期的人應選擇醣類含量較低的酒類

說到更年期，有件事絕不能忘——就是「因代謝降低所引發的肥胖」。

其實正值更年期的我，和年輕時相比，也開始變得吃下去的都實實在在地增加在體重上，一旦鬆懈，隨隨便便就能胖個5公斤左右。照吉野女士的說法就是「更年期易胖難瘦」。

這我懂，畢竟我有親身經歷，但就是沒辦法徹底戒酒……。唉，該怎麼辦才好呢？

代謝從20幾歲開始便會逐漸降低，若是和年輕時一樣吃吃喝喝，發胖是理所當然的。我周遭處於更年期的女性，胖個10～20公斤的大有人在，真的一點兒也不稀奇。甚至還有人實在胖太多，胖到連長相都改變，讓人無法一眼就認出是誰。總之，更年期就是很容易發胖。

為此，大家最好也要注意一下所喝的酒的種類。

就避免肥胖的策略而言，盡量選擇不含醣類的正宗燒酒或威士忌等蒸餾酒，避開醣類含量高的啤酒及日本酒等釀造酒會比較好。此外，在釀造酒中，葡萄酒算是醣類含量相對較少的，比較建議飲用。

至於下酒菜的部分，應注意避免高熱量的油炸物，還有大阪燒、炒麵等碳水化合物，最好選擇豆腐及燙青菜等低卡路里的菜色。

一聽到「以10公斤為單位發胖」這種事，令我不禁背脊一陣涼。正如吉野女士說的，更年期若是採取和年輕時一樣的喝法，絕對必胖無疑。

而除了飲食之外，規律的運動亦是避免更年期發胖的秘訣之一，用運動來彌補代謝降低的部分是非常重要的。

女性以月為單位，還有在漫長的人生中，也會因某些事件導致身體與心理上的大幅變化。在女性積極走入社會、喝酒機會日益增多的今日，女性酒黨們或許也該重新檢討一下自己的喝酒方式。

第 6 章

還好有喝！
酒的健康效果

以正宗燒酒的威力擊退「血栓」!?

回答者：須見洋行先生
倉敷藝術科學大學名譽教授

對每天喝酒的酒黨們來說，高血壓、高血脂等生活習慣病是很令人擔心的。畢竟酒精被認為會增加中性脂肪，而且與高血壓有所關聯。

隨著年齡增長，在血管老化的同時，血液也會出現變化，亦即會呈現所謂「血濁」的狀態。而其成因包括脂肪與醣類偏多的飲食習慣，以及缺乏規律運動、壓力太大……等等。如果是愛喝酒的人，在飲食方面，對下酒菜也要特別小心才好。

血液一旦太濁，很快便會造成血管的內皮細胞損傷，進而產生血塊，這就是所謂的「血栓」。

血栓在血管內不知不覺地「越長越大」，導致血液的流動越來越遲滯緩慢，最終可能引發動脈硬化、心肌梗塞、中風等具致死性的嚴重疾病。而且這種血栓可能存在於動脈、靜脈，甚至是肺臟、心臟、腦部等我們完全無法預知的各種器官中，堪稱「無所不在」，因此相當棘手。

不過實際上，據說已有資料顯示酒具有溶解此惱人「血栓」的作用，這消息對酒黨們來說著實令人開心。

於是針對酒所具有的血栓溶解效果，我訪問了倉敷藝術科學大學的名譽教授須見洋行先生（倉敷藝術科學大學名譽教授）。

用芋燒酒*及泡盛*來增加可溶解血栓的物質

「血栓是由血液中的血小板所凝聚而成，為了吸引名為『纖維蛋白』的纖維狀蛋白質，於是形成堅實的血液凝塊。以正常的身體來說（血管與血液），

＊注解：芋燒酒，以馬鈴薯、芋頭、蕃薯等薯類為原料所製成的蒸餾酒。
＊注解：泡盛，以米為原料所製成的蒸餾酒，為沖繩特產。

血栓的溶解機制

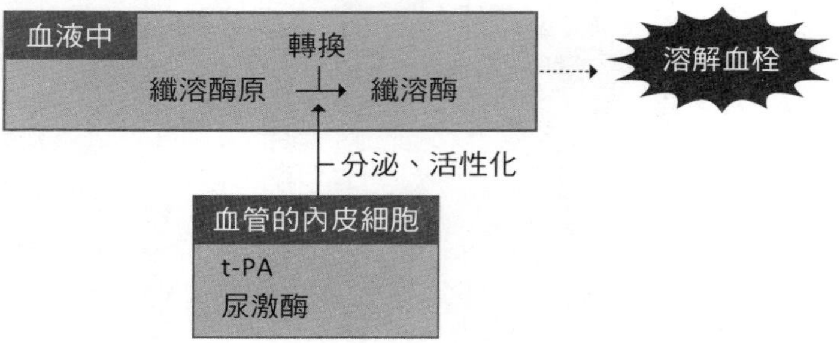

由血管內皮細胞所分泌的「t-PA」、「尿激酶」等物質，會對存在於血漿中且為蛋白質分解酵素「纖溶酶」之前驅物的「纖溶酶原」產生作用。而纖溶酶能溶解會讓血栓變大的元兇——「纖維蛋白」。

與溶解血栓有關的酵素『t-PA（組織纖維蛋白溶解酶原活化因子）』及名為『尿激酶』的物質會從血管的內皮細胞分泌出來，對血漿中所含有的酵素『纖溶酶原』產生作用，以製造出活性型的蛋白質分解酵素『纖溶酶』。這酵素能分解會使血栓變大的纖維蛋白，進而溶解血栓。」

雖說都是酒，但也有分啤酒、日本酒、葡萄酒等各式各樣不同種類。

「其實目前已由實驗得知，燒酒和泡盛具有促進t-PA及尿激酶之分泌並增加其活性的效果。實際上，比較『不喝酒的人』與喝『正宗燒酒』、『泡盛』的人，其t-PA和尿激酶的活性，甚至差了近一倍之多。」

這裡所謂的燒酒，不是指日本的「甲類（透明酒，White Liquor）」或「甲乙混合燒酒」，而是指以單式蒸餾器所蒸餾成的所謂「乙類」的傳統正宗燒酒。雖然正宗燒酒還分成芋、麥、米等許多種類，不過，須見先生最推薦的是芋燒酒，其次為泡盛。

「以24種燒酒進行實驗後發現，芋燒酒及部分的泡盛可增加t-PA、尿激酶的分泌與活性。但可惜的是，目前尚未找出到底是芋燒酒和泡盛中的哪種成分，能促進這兩種物質的活性。不論是t-PA還是尿激酶，我們至今都還不清楚其詳細的產生與分泌機制。不過已經知道的是，可促進該兩者活性的最適當分量，為換算成純酒精每天30毫升左右。」

以正宗燒酒來說，就是約莫120毫升。對酒黨而言，這或許是會讓人哀嚎「也未免太殘忍」的分量，但畢竟凡事皆以「適量」最為關鍵。

「就提升健康效果的觀點而言，少量飲酒，微醺即止是最恰當的。」須見先生如此說道。

燒酒與泡盛可促進t-PA活性之實驗結果

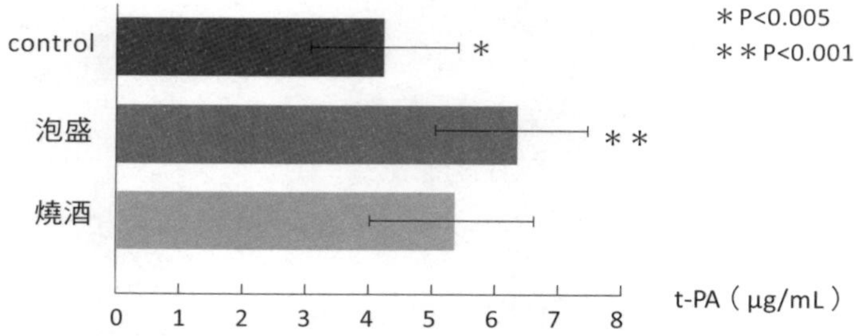

以一般成年人為對象，相對於對照組（24人），分別讓實驗組喝泡盛（15人）或燒酒（19人）後，再測定其「t-PA」的活性。結果發現比起對照組，不論是喝燒酒的還是喝泡盛的實驗組，其t-PA都有顯著增加的現象。（出處：釀協 2014;109(3):137-146.）

看來芋燒酒再怎麼棒，也沒有喝越多就越不容易形成血栓這等好事。

光是「聞」酒香也能夠促進分泌

據說，依據須見先生的實驗，除了「喝」芋燒酒和泡盛外，甚至連「聞」其香氣也能夠活性化前述的t-PA（出處：釀協 2014;109(3):137-146.）。而這秘密就在於，芋燒酒和泡盛所具有的獨特「香氣成分」。

「芋燒酒含有為玫瑰香氣主要成分之一的β-苯乙醇，以及類似蘋果香味的己酸乙酯等多種香氣成分。而實驗發現，其中的β-苯乙醇可使t-PA顯著活性化。換言之，就算只是聞一聞芋燒酒的香氣，也能期待會有溶解血栓的效果。」

光是聞到充分發揮原料香氣之芋燒酒的美好氣味，便能放鬆的人確實不在少數。而若只聞香氣也行，那麼，對「因芋燒酒的獨特氣味而不愛飲用」的人來說也不失為是個好消息呢。

正宗燒酒還具有增加好膽固醇的效果

雖然至今尚未有人做過比較各種酒類的實驗，不過，須見先生表示：「我做了個假設，假設因香氣造成的放鬆效果會對分泌及活性有某種影響。不只是芋燒酒和泡盛，除了香氣成分豐富的白蘭地等蒸餾酒外，香氣重的日本酒等釀造酒，或許也有提升t-PA及尿激酶之分泌與活性的效果。」

看來正宗燒酒還真是「喝了好，聞了也好」。

另外，須見先生更補充說：「不僅限於芋燒酒和泡盛，正宗燒酒本身還具有增加高密度脂蛋白（HDL，High-density lipoprotein）的效果。」

HDL負責於血管壁上抓住膽固醇，並將之送往肝臟，已知可降低心肌梗塞及動脈硬化的風險（HDL膽固醇，亦即高密度膽固醇，就是所謂的「好膽固醇」）。

再加上正宗燒酒不含醣類，對怕胖的人來說，應該沒有什麼酒精性飲料比這更合適的了。

隨著釀酒廠新一代接班人的崛起，令人不得不重新審視其美味與特色的正宗燒酒與泡盛，其傲人的健康效果亦是十分值得關注。

※小知識

用「燒酒配納豆」來對付血栓

本書第32頁我曾建議大家「以納豆為下酒菜」來避免爛醉不適。其實目前已知，喝正宗燒酒配納豆會有令人驚喜的「進一步增進血栓溶解」之隱藏版效果。

「納豆的黏糊糊成分中，含有名為納豆激酶的蛋白質分解酵素。只要在享用正宗燒酒時，搭配以納豆為主要食材的下酒菜，便可期待能與先前介紹的正宗燒酒之血栓溶解作用產生加乘效果。此外，很適合用來替納豆提味的青蔥等，亦具有抑制血小板凝聚的作用，故若能記得混入一些會更好。」

這可是發現了納豆所含有之健康成分「納豆激酶」的須見先生，也很推薦的下酒菜。讓我們以「燒酒配納豆」為暗號，從今晚就開始實行吧！

紅酒為何有益健康？

回答者：佐藤充克先生
山梨大學研究所葡萄酒科學研究中心

葡萄酒現已成為喝酒時極為普遍的一個選項。

近年來各種葡萄酒餐廳及站著喝的葡萄酒吧等大量增加，居酒屋的菜單裡也都看得見葡萄酒的身影。智利與澳洲等新世界的葡萄酒逐漸加入市場，人們開始能夠輕鬆地享受高品質的葡萄酒。

甚至便利商店和大型超市所賣的葡萄酒也明顯變得更好喝，價格變得更便宜。葡萄酒已不再像過去那樣屬於「在特殊場合才喝的高價酒類」，而是每天都能享用的一般酒精性飲料了。實際上，我們現在正處於「第7次」的葡萄酒熱潮中，日本國內的葡萄酒消費量創下歷史新高。

而國產葡萄酒的品質提升，亦是形成葡萄酒熱潮的因素之一，包括法國的國際葡萄酒大賽「Les Citadelles Du Vin」在內，日本甚至已出現於世界各國的葡萄酒比賽中獲獎的葡萄酒產品。

因「法國人的心臟病死亡率低」之新聞報導而掀起熱潮

說到葡萄酒，距今大約十多年前，紅酒的健康效果曾一度為各大傳播媒體廣泛報導，進而掀起一陣紅酒熱潮，想必有不少人都還記憶猶新。而使紅酒人氣飆升的契機，就是所謂的「法國悖論」。

法國悖論是指，「法國人雖然吸煙率高，奶油及肉類等動物性脂肪的攝取量也多，但因心臟病死亡的比率卻很低」這個說法。

這是由法國的雷諾博士等人，以10萬人為對象進行了乳脂肪（動物性脂肪）以及葡萄酒攝取量，還有缺血性心臟病（心肌梗塞、狹心症）的關聯性調查，於一九九〇年代前半所發現的。當時美國的CBS在電視上報導了該內容後，原本停滯不前的葡萄酒市場，便出現了銷售量遽增的現象。而一九九七年左右，紅酒的健康效果，也在日本為各個媒體所大肆報導。受此影響，以往總是一面倒地只喝日本酒或燒酒的人，也開始喝起紅酒了。

正因有此背景環境，才會讓非愛酒人士也都聽過，「紅酒所含有的多酚對身體很好」的說法。

但若只是多酚，茶裡頭也有，為什麼就只挑紅酒來講呢？白酒或其他的酒難道就不行嗎？想必各位的腦海裡一定會冒出各式各樣的疑問吧。

於是，我訪問了歷經Mercian酒類研究所後，於山梨大學研究所葡萄酒科學研究中心進行紅酒、多酚相關研究的佐藤充克先生（山梨大學研究所　葡萄酒科學研究中心客座教授）。

多酚到底是什麼？

「紅酒之所以備受矚目，就是因為它含有豐富的多酚。茶等其他飲料及食品確實也含有多酚，不過，紅酒在含量上具有壓倒性的優勢。實際上，與綠茶相比，紅酒的多酚含量高達6倍之多。而啤酒和日本酒等其他的釀造酒也含有多酚，但相較之下紅酒的含量就是遙遙領先。」

大家只要聊起紅酒的健康效果，就必定會提到「多酚」。那麼多酚又到底是什麼東西呢？

「多酚，是植物進行光合作用所生成的色素及苦味成分，能以活性氧保護身體免於氧化的一種抗氧化物質。由於多酚是植物為了保護自己所製造出來的成分，基本上，只要是植物就會含有多酚。多酚的種類超過5千種，而含在紅酒中較具代表性的，則包括了花青素、白藜蘆醇和單寧等。

多酚是由形狀如龜殼般的苯環，加上多個附有羥基（氫氧基）的『苯酚』物質所結合而成。而氫氧基越多，抗氧化作用就越強。

此外，葡萄酒不僅多酚含量高，還具有容易為人體吸收的特性。誠如前述，蔬菜水果等也都富含多酚，但由於含在蔬果纖維組織中的多酚很難溶於水，故不易被人體的腸道所吸收。而葡萄酒中則存在有大量易於人體吸收的

多酚的結構示例

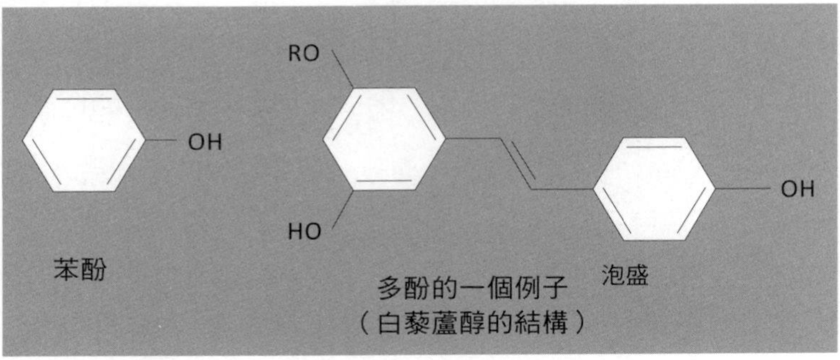

多酚是由多個苯酚結合成的化合物的總稱，而氫氧基越多者，其抗氧化作用就越強。

『已溶解形式』之多酚，所以能夠有效率地為人體所攝入。」

據佐藤先生表示：「葡萄的果皮和種子含有大量多酚。」

紅酒是將果皮、果汁、種子全都加進去發酵，由於發酵後會產生獨特的顏色與澀味，故會放一段時間讓它熟成。紅酒的多酚含量之所以比釀造時會去掉果皮與種子的白酒要豐富，主要就是受到這種釀造方式的差異所影響。

另外補充一下，佐藤先生還說，就白酒而言，用木桶貯藏的類型，其多酚含量又會再高一些，因

葡萄的果皮與種子裡含有許多多酚

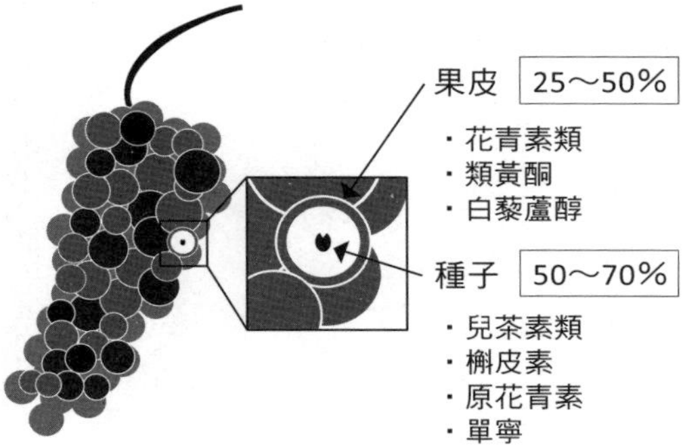

葡萄的多酚主要含在果皮和種子中。雖然果汁等部分也含有少量多酚，但僅佔整體的幾個百分點而已，相當少。

為木頭裡的多酚成分，會滲入葡萄酒中。像加州的白酒之類木桶香氣強烈的葡萄酒產品，便含有較多的多酚。

卡本內的葡萄效果最好!?

那麼，就讓我們來進一步詳細瞭解紅酒的健康效果。

紅酒所含的多酚具有多種健康效果。首先，就是一開始已提過，基於「法國悖論」對缺血性心臟病及動脈硬化等的效果。在法國的雷諾博士等人提出報告後，便陸續出現了許多論文討論紅酒對心臟病、動脈硬化等的作用。

「美國加州大學戴維斯分校的弗蘭克爾博士，比較了維生素E與葡萄酒之多酚對LDL膽固醇（亦即低密度膽固醇，就是所謂的「壞膽固醇」）的抗氧化能力。而該實驗所得出的結果，紅酒多酚只需維生素E一半的濃度，即可防止LDL（壞）膽固醇的氧化。這個『防止氧化』的部分非常重要。

其實LDL（壞）膽固醇本來並不壞，只有當它被活性氧給氧化時，才會成為動脈硬化的原因。而紅酒多酚去除活性氧的效果很好。我自己的實驗也證實了，紅酒多酚中的花青素（紅酒的色素來源），消除活性氧的效果相當好。」

這對LDL（壞）膽固醇偏高的酒黨們來說，真是個好消息。

佐藤先生甚至還進一步針對紅酒的種類與熟成年份，做了關於抗氧化作用（去除活性氧的能力）的研究調查。

「目前已證實，比起年輕的紅酒，長期熟成的紅酒其抗氧化作用有增加的趨勢。最高峰約為5年，之後效果又會再緩慢降低。」

各品牌葡萄酒的活性氧清除能力與多酚含量之比較

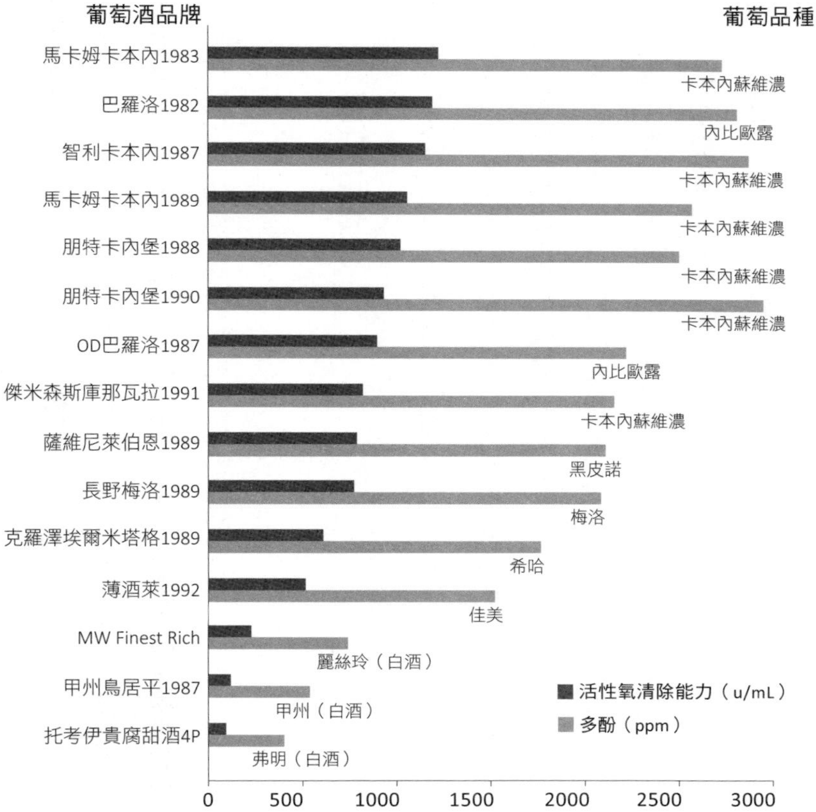

「活性氧清除能力」代表的是實際去除活性氧的能力，此值越大，就表示其抗氧化能力越強。長期熟成的葡萄酒活性氧清除能力較高。而從葡萄的品種別來看，卡本內蘇維濃是多酚含量最多的。此外，白酒雖然也含有多酚，但含量比紅酒要少（由佐藤教授等人發表於1995～1996年）。

就葡萄的品種而言，卡本內蘇維濃（Cabernet Saivignon）含有最大量的多酚，抗氧化作用相當強。卡本內蘇維濃是法國波爾多的梅多克地區，以及智利、美國加州等地葡萄酒所使用的葡萄品種，屬於酒體厚實的類型。也就是說，酒體厚重、飽滿類型的葡萄是比較有益健康。

紅酒對失智症也有效

除了抗氧化作用外，近來備受矚目的，還有葡萄皮所含有的白藜蘆醇（resveratrol）。據說這種聽起來有些陌生的多酚，具有促進腦部功能、恢復記憶力，以及預防阿茲海默症的效果。

「波爾多大學中央醫院以65歲以上共3777名老人為對象，針對葡萄酒飲用量與死亡率、失智症、阿茲海默症的風險，進行了為期三年的研究調查，獲得了相當令人驚訝的結果。

他們比較每天喝3～4杯葡萄酒（375～500毫升）的群組，與不喝酒的群組

葡萄酒與失智症及阿茲海默症的關係

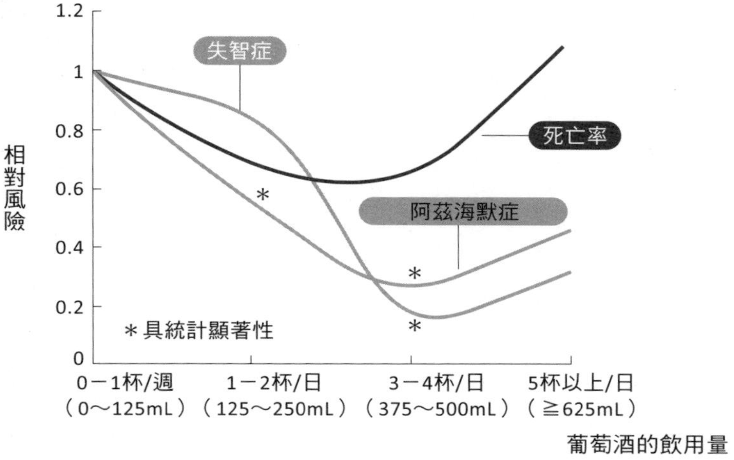

這是波爾多大學中央醫院以65歲以上共3777名老人為對象，進行為期三年之研究調查所獲得的結果。由佐藤教授從該論文作者之一的J.-M.Orgogozo所取得之資料修改而成。（出處：Rev. Neurol. (Paris): 153 (3), 185-192 (1997)）

之罹病風險。結果發現，失智症的風險降為五分之一，阿茲海默症的風險降為四分之一，死亡率則降低了約30%（發表於一九九七年）。一般認為，這是因為白藜蘆醇活化了負責傳遞外界刺激之酵素——MAP激酶（促分裂原活化蛋白激酶）的關係。」

此外，也有其他報告指出，白藜蘆醇可活化具抑制老化功能之長壽基因

（Sirtuin），進而延長壽命。二〇〇六年時，便曾有人發表了老鼠壽命因白藜蘆醇而被延長的論文（出處：J.A. Baur, D.A. Sinclair et al. (2006): Nature 444,337-342），其內容描述餵食高熱量飼料的老鼠會短命，但若同時給予白藜蘆醇，則能和餵食一般飼料的老鼠同樣存活。

據說該論文發表後，白藜蘆醇的營養補充品在美國甚至一度出現缺貨的現象。而在日本也有多家廠商推出號稱能「活化長壽基因」、「抗老化」的營養補充品。

每一公升的紅酒約含有10毫克左右的白藜蘆醇，若能把平常喝的酒換成紅酒，似乎就能大大受惠於這種效果。

另外紅酒還具有殺死胃幽門螺旋桿菌（幽門螺桿菌）的殺菌作用。美國加州州立大學弗雷斯諾分校的實驗結果便證實了，市售的紅酒等可在15分鐘內抑制幽門螺桿菌的增長（發表於一九九六年）。

除此之外，依據佐藤先生等人的研究，紅酒還可增加血液的順暢度，以及促進微血管的血液循環（發表於一九九九年）。

看了這些各式各樣的研究結果後，便不難理解為何在眾多酒類中就只有紅酒會被特別提出來了。

對男性來說，葡萄酒以2杯左右為適量

話雖如此，也不是喝越多就越健康，大量飲用反而會導致酒精的弊害變大。那麼多少的量叫做「適量」呢？

「換算成純酒精10～30公克，亦即100～300毫升便是所謂適量的範圍，約莫是葡萄酒杯2杯左右。以女性而言，酒精可能會提高乳癌等疾病的風險，故以100毫升左右為理想分量。」

對愛酒人士來說，「2杯葡萄酒」實在是太不過癮了……。不過，佐藤先生也如此補充說：「若不是每天喝，我想兩個人喝掉一瓶，應該還在容許範圍內就是了。」

總之，只要換算成純酒精，每週控制在150公克以內，並安排每週兩天休肝日，應該就沒問題。

而不愛喝紅酒的人也可透過以紅酒入菜的方式來攝取多酚。

「紅酒中的多酚即使加熱也不容易被破壞，據說仍可保留6成左右。拿來做菜還能增加味道的深度，可謂一石二鳥。」

一邊吃紅酒燉牛肉，一邊喝酒體厚重的紅酒，光想像就讓人口水直流呢。雖說紅酒美味，很容易一不小心就喝太多，一旦喝到會宿醉的程度，難能可貴的健康效果就會化為泡影了。畢竟任何事情都必須要適度才行啊。

日本酒是能讓人醉的化妝水？胺基酸對皮膚好！

回答者：若月佐惠子女士
福光屋

參與日本酒釀造工作的釀酒師、相關從業人員、酒廠的老闆娘等，很多都皮膚白皙細緻，曾經一度成為高級化妝品的廣告訴求。

而我本身開始從事日本酒相關工作已有15年了，現在皮膚的狀況遠比20幾歲時還好。甚至曾在化妝品專櫃做過包括含水量在內的肌膚年齡測試，結果膚齡比實際年齡少了10歲以上。我幾乎每天都喝日本酒，也很愛用以日本酒製成的化妝品、保養品，所以一看到自己的肌膚診斷結果，立刻就覺得「嗯，這肯定是日本酒的效果。」

同時，也讓我想起了小時候遇見的一位前藝妓老太太。從幼稚園至小學低年級那段短暫期間，我所居住的區域原本是宿場町*，所以住了很多年輕時曾做過藝妓的老太太。以「香煙店老奶奶」之暱稱為大家所熟知的那位女性，早已超過80歲，但皮膚卻極為白皙，簡直就像是著名的博多人偶*。

當我稱讚她皮膚真好時，她便如此告訴我：「以前在做藝妓時，都會把客人喝剩的日本酒當成化妝水，塗在臉和脖子上。」

那時畢竟還未成年，無法取得日本酒，不過，即使到了40幾年後的今天，我依舊清晰記得她美麗的肌膚與「日本酒對皮膚好」這一說法。

說到這個，最近在成分中加入日本酒的美容商品比以前多了很多，到處都看得到。就連釀造「獺祭」的旭酒造（山口縣）也推出了「手工酒粕皂」，而以「白鹿」（兵庫縣，辰馬本家酒造）所開發出的日本酒成分「αGG」所調配成的化妝品、保養品等，也一直都受到對美敏感度較高的女性支持。

日本酒真的對皮膚好嗎？直接把日本酒塗在皮膚上就會有效果嗎？是日本

酒中的哪個成分有效呢？我的腦袋裡浮現了各式各樣的疑問。

於是我訪問了創立於寬永二年（一六二五年）的老酒廠，金澤「福光屋」的店舖事業部負責人若月佐惠子女士（福光屋店舖事業部負責人）。福光屋是在添加釀造酒精的日本酒為主流的時期，聲明自家皆採「純米釀造」的先進酒廠。他們擁有自己的日本酒實驗室，從一九九〇年代起便開始運用米的發酵技術來進行美容相關研究，以積極致力於尖端科技而聞名。

日本酒的胺基酸含量極度豐富

「日本酒均衡富含麩胺酸、丙胺酸、白胺酸、精胺酸等多種胺基酸，其含量約是白酒的10倍，在各種酒類中具有絕對領先地位。胺基酸是構成皮膚膠原蛋白等各種蛋白質的原料，而皮膚角質層中所含之天然保濕因子（NMF）的

＊注解：宿場，是指設置於重要幹道上的休息處，相當於古代的驛站或現代的公路休息站，而宿場町就是以宿場為中心形成的市鎮。

＊注解：博多人偶，日本九州福岡縣的一種傳統工藝品。

日本酒、葡萄酒、啤酒等的胺基酸含量比較

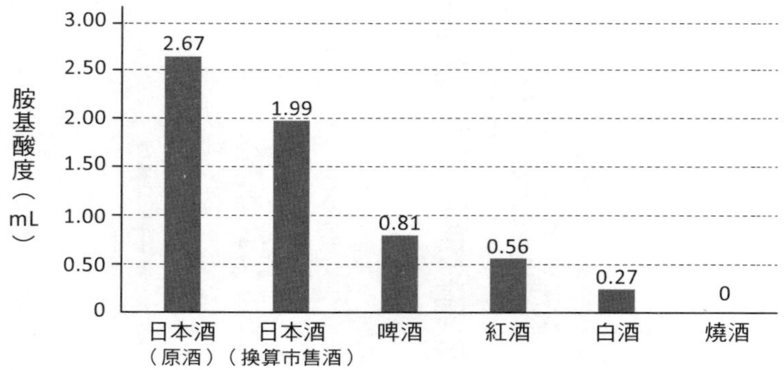

日本酒的胺基酸含量比其他酒類更多。
此圖表資料來自福光屋的分析（亦即所分析的日本酒為福光屋的產品，其他酒類則為一般市售商品。依商品不同，實際含量可能不盡相同）。

主要成分，也是胺基酸。胺基酸可說是「美膚之本」，對肌膚而言必不可少。在皮膚上塗日本酒能夠滋潤皮膚，就是基於這個理由。」

日本酒所含有的胺基酸其實超過20種，而從保濕的觀點來看，最重要的是「絲胺酸」。絲胺酸是皮膚原本就具備的天然保濕因子的主要成分，是水潤的來源。

除了絲胺酸之外，日本酒還含有其他包括甘胺酸、丙胺酸、蘇胺酸、天門冬胺酸等構成天然

日本酒所含有的主要胺基酸

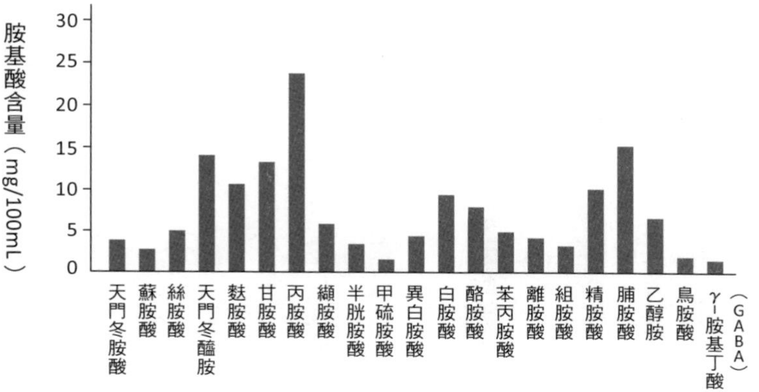

日本酒富含20種以上的胺基酸。
此調查所檢驗的日本酒為福光屋生產的純米酒。（由石川縣工業試驗場檢驗）

保濕因子的胺基酸。

日本酒的美膚效果是真的！從今以後聚會時都要喝日本酒，剩的還要拿來擦手擦臉才行！

拿喝的純米酒來塗抹皮膚確實很滋潤，不過，對皮膚敏感或酒精耐受性較差的人來說，可能會太過刺激。若月女士建議：「最好先塗一點在手臂內側試試，以確定會不會有問題。」

若皮膚無法適應，可將酒精完全蒸發後再塗抹。但由於不含防腐劑，故必須放入冰箱保存，並盡可能於一週內用完。

純米酒比純米大吟釀更好？

不過，是不是只要是日本酒，什麼種類都行呢？

正如剛剛提過的，日本酒可大致分為添加了釀造酒精的「本釀造」類型，以及不加釀造酒精的「純米酒」類型。而為講究日本酒之酒黨們所支持的，是只以米和麴釀造的純米酒。

「一般認為對皮膚好的是不加釀造酒精的純米酒。所謂純米酒，是指未添加釀造酒精，僅以水和米、麴釀造出的純粹的酒。純米酒的胺基酸含量較為豐富。」

原來只用米和麴做的純米酒比較有效啊。那麼，所有純米酒都一樣嗎？

「一般人容易以為價格較高、磨了很多米才做出來的高貴純米大吟釀酒的效果應該更好；但其實對皮膚來說，絕對是純米酒比較好。」

沒想到比起磨了很多米才做出來的高價純米大吟釀酒，便宜的純米酒對皮膚更好，這對錢包來說也是個好消息呢。

可是，為什麼純米酒的美容效果勝過純米大吟釀酒呢？據說「這和日本酒的製造方法有關」。

「做為主要原料的米碾磨掉越多外層部分，做出來的日本酒雜味就越少，越能呈現出圓潤的口感，而純米大吟釀酒正是其中的佼佼者。但其實與這『雜味』密切相關的，就是胺基酸。胺基酸一旦過多，便容易讓人覺得有『雜味』，而適度的話，則會讓人覺得『美味』。若只考慮飲用的部分，胺基酸含量適中會比較好喝，不過，若以美膚為目標，胺基酸則是越多越好。換言之，釀造時沒把米磨掉太多所以富含胺基酸的純米酒，其美膚效果是比較高的。」

因金澤藝妓的一句話而誕生的商品

福光屋自一九九〇年代起便致力於美容相關研究，如今運用了日本酒成分的化妝、保養類商品不斷增加，但到底福光屋最早是為何開發起化妝品呢？

「一切都始於金澤東茶屋街某位藝妓的一句話。有位金澤的藝妓會把客人喝剩的日本酒拿來塗抹皮膚，而那位藝妓的皮膚非常地白皙細嫩。她跟我們說：『既然日本酒對皮膚這麼好，你們福光屋何不用來做些化妝品、保養品呢？』聽了這句話後，敝公司便開發出名為『純米酒素顏』的商品，這是一款專為塗抹皮膚所開發而成的『美容用純米酒』。由於是純米酒，所以也能喝喔。」

再怎麼說日本酒對皮膚好，竟然有皮膚專用的日本酒這件事還是挺令人驚訝的。

「純米酒素顏」的特色在於，生產時有刻意使胺基酸數值比一般日本酒更高，一抹在皮膚上便會立刻深入滲透，同時散發出酒香。可是在銷售時，酒精度數為13度的『酒』這點卻成了一大瓶頸。因為是酒，所以沒有酒類銷售許可證就無法販賣。換言之，只能在有賣酒的店家販賣。

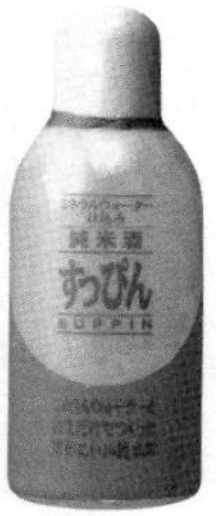

由福光屋所推出「用於肌膚的」日本酒「純米酒素顏」。這是酒精濃度13%，真正不折不扣的日本酒，以富含胺基酸為特色，也可以飲用。

米發酵液的肌膚保濕效果

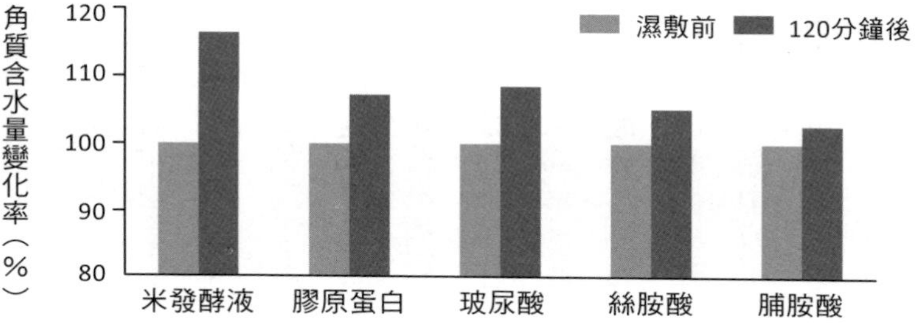

針對用於愛米諾麗色（Amino Rice）之米發酵液，此圖表比較了在塗抹前與塗抹後120分鐘的皮膚角質含水量（由福光屋檢驗），結果發現米發酵液的效果甚至贏過膠原蛋白。

於是福光屋又繼續花費好幾年的時間進行研究開發，終於在二〇〇三年成功商品化的，便是酒精濃度接近0%的『愛米諾麗色（Amino Rice）』。

「愛米諾麗色的主要成分，是一種將米以麴菌、酵母、乳酸菌等發酵約40天以上，接著再熟成半年以上才得以製作出來的米發酵液。是為了使之富含有益美容的多種胺基酸所精心發酵而成。雖然是用不會產生酒精的專利技術來發酵，不過，各位還是可以把它當成是一種日本酒。其胺基酸含量約是一般喝的日本酒的3倍。」

愛米諾麗色含有大量塗抹在皮膚上

可改善角質含水量及水分蒸發量的GABA、能軟化皮膚粗糙部位的角質並恢復角質水分的精胺酸，還有可促進皮膚新陳代謝的天門冬胺酸等。

「由敝公司的檢測結果得知，這種米發酵液的保濕效果，勝過膠原蛋白與玻尿酸。此外，還具有比維生素C更高的抗氧化能力。」

實際塗抹在皮膚上便會發現，它幾乎沒有什麼酒精感，而且塗了之後皮膚馬上就變得很水潤。這是因為胺基酸的分子很小，約莫只有膠原蛋白的三千分之一，故能滲透至角質層深處的關係。胺基酸的威力還真是驚人啊。

最近，或許也是伴隨著日本酒的高人氣，不只是愛米諾麗色，各種加入了日本酒的美容成分的化妝保養品，把整個市場炒得熱鬧滾滾。由釀造「譽國光」的土田酒造（群馬縣）所生產的「麴之惠」、以大吟釀所含之米發酵液和酒粕調配而成的「大吟釀酒化妝水　福千歲」（福井縣，田嶋酒造）、使用了日本酒製造過程中所產生之米糠的「米糠美人」（日本盛）⋯⋯等等，簡直令人眼花繚亂，不知從何選起。

泡日本酒浴有效嗎？

如果日本酒對皮膚有效，那麼拿來泡澡應該也會有效才對。「酒浴」的做法因女星藤原紀香的實行而廣為人知，但到底其效果如何？

「日本酒的酒精成分可促進血液循環，進而達成保暖、發汗的效果。此外，基於胺基酸的保濕作用，還可期待肌膚獲得滋潤，變得水嫩。再加上日本酒特有的香氣，也能帶來放鬆效果。以一般家庭的浴缸來說，泡澡時加1～2合喝的日本酒可算是適量。」

只不過「泡過的酒浴水當天就必須放掉。」若月女士如此提醒。因為酒精有發汗作用，會使堵塞在毛孔的髒汙浮出，所以泡一次水就很髒了。

我自己也馬上嘗試了酒浴，的確比一般的熱水更早出汗，才泡個10分鐘就覺得快腦充血了。雖然只有一點淺淺的痕跡，但看到浴缸上留下一排污垢，就覺得其排毒效果似乎真的很值得期待呢。而我試泡時用的是喝的日本酒，若使用酒浴專用的日本酒，效果應該會更好。目前市面上的這類產品，包括有胺基酸含量豐富的福光屋「素顏酒風呂專用•原液」、「酒風呂 入浴美人」（千代菊）、「湯湯美滴」（末廣酒造）等。

雖說酒黨們心裡想的其實是，「與其拿來擦手、敷臉、泡澡，還不如拿來喝最好」（請參考第36頁），但這種日本酒美容法在酒聚席間，似乎是女性接受度極高的一個話題，記起來肯定有益無害。

良藥苦口!? 以啤酒的苦味來預防失智症

回答者：阿野泰久先生
麒麟R&D本部健康技術研究所

「先來個啤酒吧！」

一進居酒屋，大家習慣性地就會先說這句。口渴時，咕嚕咕嚕地大口喝下啤酒，這對酒黨們來說，就是最豪華的大餐了。

只不過近來，或許是受到低醣（低碳水化合物）風潮的影響，已有不少人選擇忍著不喝含醣的啤酒。不過，我個人認為「與其忍耐不喝啤酒，注意下酒菜才是更有建設性的做法。」

而且我還想大聲疾呼：「啤酒可是具有很棒的功效呢！」那就是「在預防阿茲海默症方面，啤酒的效果是十分值得期待的！」

對失智症有效的不只有紅酒而已！

說到對阿茲海默症的預防，大概多數人都會立刻想到第242頁所述的紅酒多酚效果。不過，據說透過東京大學、學習院大學與麒麟的研究得知，啤酒也有很值得期待的效果。此研究結果發表於二〇一六年十一月，由於也上過新聞，故我想有些人可能聽過。

畢竟我也一把年紀了，說起來丟人，最近「一時想不起某人或某物的名稱」這種事情越來越常發生。由於親屬中曾有人罹患失智症，擔心自己將來很可能也會得罹患的機會確實是增加了許多，所以這條新聞對我來說，真是令人在意得不得了的資訊。我想只要是上了年紀的愛酒人士，很多人一定都有類似想法。

但這「啤酒能預防阿茲海默症」的說法是真的嗎？啤酒畢竟是每個人都能喝，但最普遍也最受歡迎的一種酒類。而且比起給人健康印象的紅酒，其「含醣＝肥胖」的形象強烈，老實說，很難讓人覺得有益健康。

更何況，若啤酒真的有效，那發泡酒*也有效嗎？無酒精的啤酒呢？各式各樣的疑問於是浮現腦海。

為了進一步瞭解細節，我訪問了該論文的發表人之一，也就是研究啤酒健康效果多年的麒麟R＆D本部健康技術研究所的阿野泰久先生（麒麟R＆D本部健康技術研究所研究員）。

啤酒中的α酸異構物可抑制腦內廢物沈積

當我把問題丟給阿野先生，便立刻獲得了明確的答案。

＊注解：發泡酒，由日本酒稅法所定義的一種酒類。具啤酒風味，但大麥成分低於70％，不符合啤酒的定義，故另稱發泡酒。

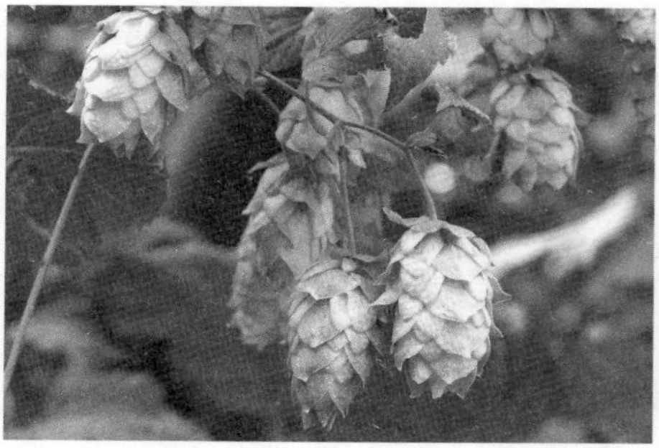

為啤酒原料之一的「啤酒花」是為啤酒帶來香氣及苦味的重要元素。而其實自古以來，它一直都被人們當成是一種珍貴的藥用植物。（照片提供：麒麟）

「啤酒中含有名為『α酸異構物（Iso-Alpha Acid）』來自啤酒花的苦味成分。而研究已證實，這個α酸異構物具有抑制被認為是阿茲海默症成因之一的β類澱粉蛋白等腦內廢物沈積的效果，更進一步還有緩和腦內發炎的效果。因此，進一步也證實了啤酒可望改善認知功能這點。」

沒想到啤酒那獨特的苦味成分竟然有改善腦部功能的效果！這還真是體現了「良藥苦口」的研究結果呢。

現在先來簡單介紹一下所謂的阿茲海默症。失智症包含「血管性失智症」及「路易氏體失智症」等，不過，佔了壓倒性多數的還是阿茲海默症。據說阿茲海默症是因「β類澱粉蛋白」等蛋白質堆積在腦內，使腦神經細胞無法妥善運作所

α酸異構物的攝取會抑制β類澱粉蛋白的腦內沈積

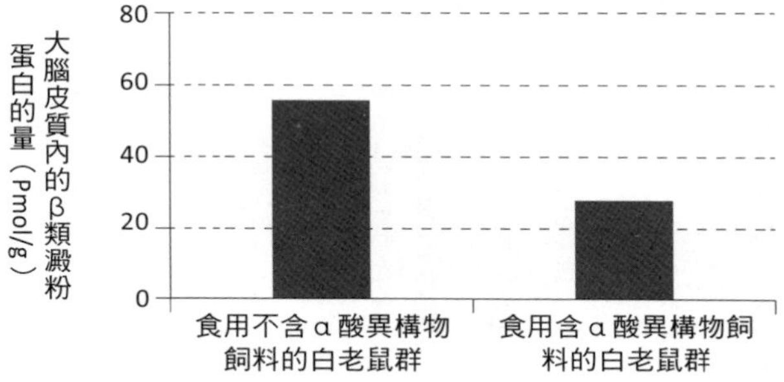

（資料提供：麒麟）

造成的。

而在該實驗中，東京大學持續3個月以含有微量α酸異構物的飼料，餵食有阿茲海默症的白老鼠而這些老鼠具有特定基因，會提早累積阿茲海默症成因之腦內廢物。

結果比起食用不含α酸異構物飼料的白老鼠群，食用含微量α酸異構物飼料的白老鼠群，其腦內廢物β類澱粉蛋白的沈積受到了抑制。比較兩群老鼠大腦皮質上的廢物量後發現，產生了2倍左右的差異。

「尤其對於掌管記憶的海馬迴、大腦皮質等部分，抑制沈積的效果格外顯著。

α酸異構物的攝取可抑制腦內的發炎狀況

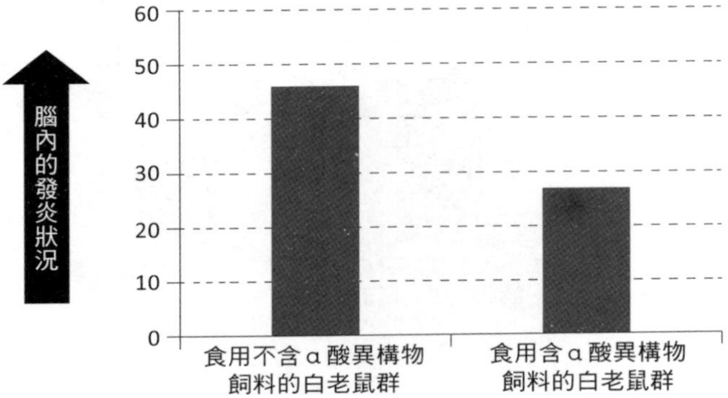

縱軸為由腦內發炎所引發的一種生理活性物質「細胞激素」的量（單位是μg/g）。此數字越大，就表示腦內有越多部分發炎。（資料提供：麒麟）

所謂的β類澱粉蛋白，就像是腦袋裡的污漬般。這被認為是導致阿茲海默症的物質，一旦在腦部累積，腦中掌管認知功能及記憶的神經細胞便會無法正常運作，造成人很多事情記不得，或是不知該做什麼。而除了年齡增長外，睡眠不足也會增加該物質的累積。」

據說這項老鼠實驗還證實了，腦內的發炎狀況被抑制了近二分之一。此外，他們也進行了動物的行為評估，聽說已確認透過α酸異構物的攝取，記憶的維持功能亦獲得了改善。

α酸異構物會活化「腦內的清掃細胞」

那麼，這種效果是以怎樣的機制運作的呢？阿野先生說，其秘密就在於「腦內的小神經膠質細胞」。

「腦內唯一的免疫細胞『小神經膠質細胞』就是關鍵所在。小神經膠質細胞又被稱做『腦內的清掃細胞』，它會以吞噬的方式清除β類澱粉蛋白等廢物。除了每天替我們修復腦部組織、延伸突觸外，當有病毒入侵時，它也是負責防衛的重要細胞。」

我們的腦袋裡竟然有這麼厲害的細胞，我還是第一次聽到，這又讓人覺得更有希望了。

「然而，隨著年齡增長，一旦小神經膠質細胞的功能退化，清除β類澱粉蛋白的能力就會變差，甚至腦部還會因為反應過度而引發發炎現象，產生出活性氧，結果造成周圍神經細胞的損傷。

來自啤酒花的 α 酸異構物，具有活化這種小神經膠質細胞的效果。當小神經膠質細胞因 α 酸異構物而被活化，腦內廢物便不易累積，發炎狀況被抑制，於是就能夠預防阿茲海默症。」

嗯，啤酒真是太厲害了。有那麼一瞬間覺得，「啤酒的健康效果好像比葡萄酒差一點」的我，真是太有眼不識泰山了。不過，啤酒竟然具有這種「隱藏版」的功效，實在是出人意料呢。

依據阿野先生的說法：「啤酒所含的啤酒花早在超過一千年前起，就一直被人們當成是一種珍貴的藥用植物。」據說正是基於這樣的歷史背景，阿野先生才選擇針對啤酒花進行了研究。

另外補充一下，啤酒花所含有的是，存在於花的樹脂腺中名為「α 酸」的物質，在釀造過程中透過加熱而變成 α 酸異構物後，才得以發揮效果。換言之，直接食用啤酒花，似乎是無法期待能有失智症預防效果的。

人腦的訊息傳達功能亦獲得了改善

一旦在白老鼠身上看到了明顯效果，接著關注的，當然就是對人類的影響。

而其實在進行此研究前的二〇一六年三月，阿野先生就已預先針對啤酒含有的 α 酸異構物之攝取對於人腦活動的改善效果，以 fMRI（功能性磁振造影）做了驗證。結果發現，人腦內的訊息處理及傳達都獲得了改善。而此驗證後來被日本內閣府的國家專案ImPACT所採納，獲得了優秀獎。

「參加實驗的是25位50～70歲的健康成年人，持續4週，每天都讓他們喝180毫升含有 α 酸異構物的飲料（啤酒口味的非酒精性飲料）。在該180毫升的飲料中，含有3毫克的 α 酸異構物。

我們測量了攝取前與攝取後的腦部fMRI，然後分析大腦皮質厚度與神經纖維的粗細等。實驗結果顯示，α 酸異構物的合理攝取，的確有可能改善腦內的訊息傳達功能。而且還發現在60～70歲的高齡者身上，效果尤其顯著。」

之所以使用啤酒口味的非酒精性飲料而不使用真正的啤酒來做實驗，是因為已有報告指出「適量飲酒可預防失智症」。

也就是說，光是適量攝取酒精，就已可期待會有預防失智症的效果了。這是第82頁已介紹過的J曲線效果之一。亦即為了排除酒精的效果，觀察「純粹的α酸異構物效果」，所以實驗時才特地選用了啤酒口味的非酒精性飲料。

哪種啤酒較好？該喝多少才妥當？

由以上說明可知，啤酒預防阿茲海默症的效果確實值得期待。那麼，接著大家想知道的一定就是，「該選哪種啤酒？又該喝多少才好呢？」今日的啤酒市場可謂熱鬧非凡，除了本地啤酒和進口啤酒外，還有不被分類為啤酒的發泡酒及非酒精性的啤酒風味飲料等，各式各樣種類繁多。

「一般的啤酒約莫含有10～30ppm的α酸異構物，而IPA（India Pale Ale，印度淡色艾爾）等苦味較重的啤酒類型，通常比清爽型的啤酒含量更高。此外，在我們的實驗裡所用的啤酒口味的非酒精性飲料，也含有約12～30ppm左右的α酸異構物。」

原來啤酒還是苦的好，而且無酒精的也行呢，不會喝酒的人有福了！但喝多少較妥當呢？

「目前我們只證實了其預防阿茲海默症的效果值得期待而已，還不到能討論適量是多少的程度。基本上，請以避免酒精攝取過量所帶來的害處為前提，先把喝酒的量控制在『適量』的範圍內。而由於喝無酒精啤酒也能享受到α酸異構物的效果，所以老人或酒量不好的人並不需要勉強自己喝啤酒。」

問這種問題時，心裡多少是有點期待會聽到「多喝點比較好」的回答，不過，答案果然終究還是「適量最好」。雖然應該很多人都聽到快要「耳朵長繭」了，但在此還是提醒一下，所謂的適量，對男性來說是換算成純酒精20公克，亦即中瓶啤酒1瓶左右。

對於這樣的分量，一定也有人覺得不滿意，但對忍住不喝啤酒的人來說，其實這有點像是被告知「沒關係，可以喝喔」，不就是一種獲得許可的感覺嗎？我也能夠沒有顧忌地享受啤酒了，真是讓人欣慰。

最後再補充一下，據說α酸異構物還具有預防生活習慣病、瘦身、改善血壓、抑制白髮等其他令人開心的效果。畢竟它與失智症的關係尤其密切，更何況生活習慣病的預防著實不容忽視，壓抑想喝的慾望反而更會造成壓力。既然如此，那麼今晚就讓我們也開心地「先來個啤酒吧！」

第 7 章

絕對不行的「危險」喝法

睡前酒不僅入睡效果僅限一時，還會有憂鬱風險

回答者：佐藤幹先生
新橋睡眠暨精神科診所

感覺焦慮煩躁而睡不著，或者情緒亢奮，無論如何睡意就是不肯到來。在這種時候，你是否也曾「求助」酒精呢？

靠著酒的力量，眼皮漸漸變得沈重，通常都能順利睡著。的確，這種效果我自己也曾親身體會過。

可是，這樣就能一路熟睡到天明嗎？

那可不見得。有時睡沒幾小時便醒來，之後就一直很清醒地再也睡不著

了……。酒黨們就不用說了，這種經驗一般人應該也有不少人有過。

似乎有很多人都以為藉助「睡前酒」的力量就能「增加睡眠的深度」、「有效熟睡」。但實際上真是如此嗎？

在此我訪問了熟知睡眠與酒之間的關係，且在喝酒所導致之失眠治療等方面，有不少成功經驗的新橋睡眠暨精神科診所的佐藤幹先生（新橋睡眠暨精神科診所院長）。

酒可加深剛入睡時的睡眠深度

「人的睡眠是由屬於淺眠的快速動眼睡眠（REM睡眠），和屬於深度睡眠的非快速動眼睡眠（NREM睡眠），這兩種不同性質的睡眠狀態所構成。睡眠的深度，可依腦波的活動狀況分為4階段。目前已知尤其在喝酒後入睡的情況下，睡著所需的時間會變短，而第3、甚至是第4階段屬於深度睡眠的慢波睡眠會增加。這種睡眠的深度越深、時間持續越久，便能夠增加修復身體細胞所需之生長激素的分泌。」

喝了酒再睡之所以會讓人覺得一開始確實睡得比較好、比較深，主要就是慢波睡眠的功勞。

此外，有一項以日本人為對象的研究指出（出處：Sleep Med;2007,Nov (8)723-32），「每週有習慣喝一次以上睡前酒的人」，男性有48．3%，幾乎是每兩人中就有一人，而女性則只有18．3%。

看到這裡，酒黨們一定很想順理成章地把這解釋為，「看吧，睡前酒確實能提升睡眠品質！」但事情可沒那麼簡單。

睡前酒的催眠作用3～7天便會消失

「若只看緊接在入睡後的慢波睡眠，就會以為睡前酒好像真的能提高睡眠品質。但其實由酒所帶來的反彈效應，會造成接在深度睡眠（非快速動眼睡眠）後的淺眠（快速動眼睡眠）持續很長時間，故容易導致人半途醒來。換言

睡眠是由「快速動眼睡眠」和「非快速動眼睡眠」兩種睡眠狀態所構成

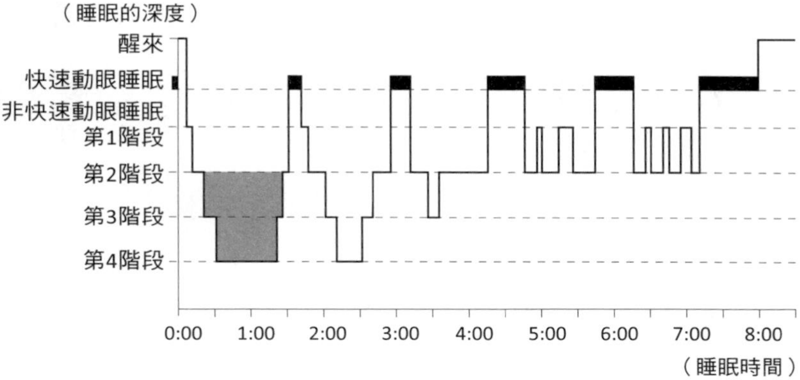

入睡後，到達第3、第4階段的深度睡眠，被稱做「慢波睡眠」（上圖的灰色部分）。慢波睡眠可促進與身體復原有關之「生長激素」的分泌，具有修復細胞、讓腦部休息等作用。

之，以整體睡眠來說，酒是會降低其品質的。」

那麼，會降低睡眠品質的「反彈效應」，是由酒的什麼所引起的呢？

「罪魁禍首就是，肝臟分解酒精時所產生的乙醛。此物質會透過血液於腦內增多，使交感神經佔優勢，於是便阻礙了睡眠時腦部該有的正常休息狀態。這就是人睡到一半醒來的主要因素。」

接著，佐藤先生又指出：

「即使養成喝睡前酒的習慣，

睡前酒可幫助入睡並增加「慢波睡眠」

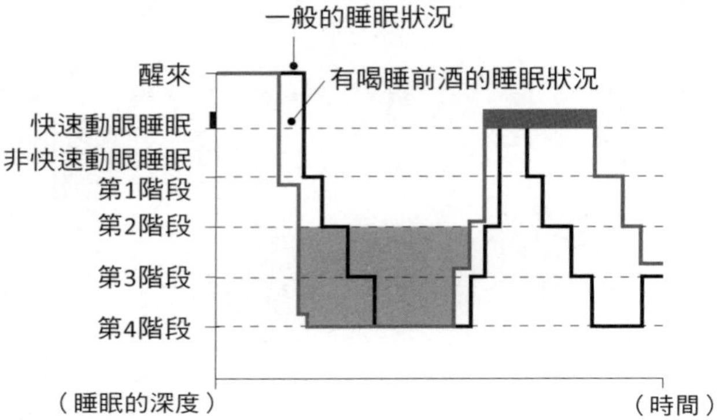

在酒精的作用下，人會較快入睡，到達第3、第4階段的時間也比較早，因此，被認為可增加「慢波睡眠」。但其反彈效應，會導致快速動眼睡眠的時間變長，而一般認為這就是睡到一半醒來的主要因素。
（此圖表為編輯部依採訪內容所製作而成）

一旦變得越來越難以入睡、睡到一半醒來的頻率越高時，有些人或許會試圖喝更多、更倚賴酒的力量。

但這只會帶來反效果。因為酒的催眠作用3～7天後效果就會變差，而這也正是人們不知不覺地就越喝越多的原因。這樣不僅會讓睡眠品質日益惡化，還會增加酗酒風險。」

舉例來說，本來只喝1瓶350毫升的啤酒就夠了，後來漸漸變成需要喝500毫升、1公升等，喝的量不斷增加，當開始倚賴酒精濃度更高的酒類時，就得要小心了。

「基本上，酒精會與一種原本和存在於腦內的抑制性神經傳導物質GABA連結的『GABA$_A$受體』結合，藉此讓人產生放鬆感及幸福感。同時還會抑制為興奮性神經傳達物質的麩胺酸類（尤其會抑制NMDA受體），於是便能促使人入睡，提早進入深度睡眠。

不過另一方面，由於GABA$_A$受體的『依賴性』也會提高，所以會造成喝酒的量增加。再加上剛剛說的酒的催眠作用大約3～7天就會失效，結果便是一開始只要350毫升就『有效』的人，漸漸會變成需要500毫升，不久又再進階到1公升……。因此，重新養成不倚賴酒精入睡的習慣是很重要的。」

睡前酒不僅是睡眠障礙的原因，還會有憂鬱風險

據佐藤先生表示：「如果持續倚賴酒精，一旦睡眠品質低下的狀態慢性

化，不久便會引發一種身心持續處於一定程度之緊張狀態的所謂『過度警醒』的身體防禦機制。」

舉個最常見的例子，有時熬了一整晚後，明明身心俱疲很想睡，但上了床腦袋卻很清醒，一直無法入睡。這樣不僅打亂了睡眠的節奏，還會因為交感神經持續處於活躍狀態而導致焦躁易怒，嚴重時甚至會引發憂鬱症。

如此聽來，睡前酒對身體的影響似乎遠比我們想像的要大得多。那麼若立刻停止睡前喝酒，是不是就能馬上獲得高品質的睡眠呢？

「依據我至今為止的治療經驗，一旦陷入過度警醒的狀態，即使戒酒，有時可能需花費長達半年的時間，才能回復到正常的睡眠節奏。」

在求助酒精之前先檢查自己的「睡眠衛生」

看來就算戒了睡前酒，睡眠障礙的風險依舊是陰魂不散地糾纏不休呢。

「家裡不放任何酒精性飲料」是戒除睡前酒的最好辦法，但對酒黨們來說，這做法實在是太過嚴厲了。難道沒有無壓力又可立即實現的改善方案嗎？

「雖然就助眠手段而言，我不建議選擇酒精，但若是為了享受美食、放鬆心情而喝酒，只要能遵守適量原則，我想應該不致於會對睡眠有不良影響。如果不小心喝太多，那麼為了降低血液中的酒精濃度，直到上床睡覺前為止，都可多喝水來『沖掉』酒精。以此為基礎，先戒掉睡前酒，接著只要能遵守睡眠所需的良好習慣，亦即所謂的『睡眠衛生』，想必睡眠品質就會逐漸改善了。」

佐藤先生所提出的「睡眠衛生」確認清單：

■ 泡澡（或沖澡）要在睡前2小時完成。
■ 洗澡水的溫度要維持在40℃左右，不可太燙。
■ 睡前1小時不要滑手機或用電腦。
■ 深夜時，不要去便利商店等明亮的場所。
■ 不論平日還是假日，早上盡可能在同一時間起床。

從實際諮商病患時也用到的這份「睡眠衛生」確認清單看來，「洗澡時間」、「洗澡水的溫度」、「控制眼睛所接收的光線亮度」、「起床時間」……等，幾乎都是小學生也做得到的基本生活習慣檢討而已，似乎不是那麼困難的事。

無論如何都戒不掉睡前酒的話……

如果「無論如何都戒不掉睡前酒」的話，那就只能使出「殺手鐧」了。

「許多研究報告都指出，一旦睡眠品質長期低落，罹患高血壓、糖尿病、代謝症候群等生活習慣病的風險就會增加。此外，酒精所具有的肌肉鬆弛作用會造成喉部的肌肉鬆弛，進而導致呼吸道變窄，於是也可能成為睡眠呼吸中止症候群或打鼾惡化等的原因。

已知會有這些風險卻仍無法戒除睡前酒的人，我會建議他們去看睡眠相關門診，直接服用醫師開的安眠藥會比較好。一般人總是很怕安眠藥，但身為醫師並從藥學的角度來說，會讓人體持續好幾小時醉得軟趴趴的酒精，其實要恐怖得多（笑）。現在已有不具依賴性的安眠藥被開發出來，故我認為這真的很值得考慮。」

即使喝了睡前酒，感覺好像「有睡好」，但隔天的工作效率卻不佳，且老覺得昏昏欲睡的話，那就表示睡眠的品質不夠好。

若對此有所自覺，為了獲得舒適且品質良好的睡眠，就不該把酒當成「手段」，應致力於「享受美酒」似乎才是正道。

「酒＋藥」萬萬不可？

回答者：飯嶋久志先生
千葉縣藥劑師會藥事資訊中心

就算到了寒冷的季節，感冒在街頭巷尾到處肆虐，愛酒人士們依舊少不了酒。喔不，搞不好還會反其道而行，一口咬定「酒精可以消毒！」結果喝得比平常更多。

但再怎麼用「酒精消毒」，終究是贏不了病毒。一旦感冒了，就不得不吃感冒藥。然而，所謂的愛酒人士，都是吃了藥卻還想喝酒的一群人。說是這麼說，但我自己有點感冒跡象時，也常常是吃了感冒藥又去參加酒聚。非常偶爾，在極少數的情況下，甚至還會用啤酒來吞服感冒藥……。

可是，藥這種東西基本上就是該配水服用，這點常識我也是有的。其實到常去的診所拿藥時，他們幾乎都一定會提醒我「要避免喝酒喔。」雖然知道該要避免，但總是一個不小心就破戒。

幸運的是，至今我還沒因此出過什麼大問題。雖然曾經因為吃了止痛藥或感冒藥又同時喝酒而搞到身體不適，但就仗著從沒出現過什麼嚴重症狀，所以我到現在還是會在酒聚前或喝酒後吃感冒藥。

其實重點在於，喝酒配藥這種行為，到底存在有怎樣的危險性？

於是這次針對藥物和酒精之間的關係，我訪問了千葉縣藥劑師會藥事資訊中心的飯嶋久志先生（一般社團法人千葉縣藥劑師會藥事資訊中心主任）。

「酒＋藥」果然是不行的

「用酒來吞藥？這怎麼可以！絕對不行！『以水吞服』是最基本原則。」

不出所料，果然立刻被罵了（汗）。儘管覺得「的確沒錯」但或許是因為不曾感受到生命危險的關係，所以總是一再重複這種錯誤行為。

那麼，到底為什麼酒精和藥不能同時攝取呢？

「酒精會影響很多藥的作用。雖然每種藥受到的影響不盡相同，不過最典型的，就是可能會增強藥品的副作用。我想很多人都知道，酒精和藥都是由肝臟代謝，而代謝時用的是CYP2E1（細胞色素P450）等代謝酶。一般人如果同時攝取藥和酒精，便會形成兩方爭奪這種代謝酶的狀況。

假設有一種藥通常會被代謝酶代謝掉50％，一旦被酒精搶掉一半的代謝酶，就只會被代謝掉25％，於是該藥物75％的成分都會進入血液中。當初是以會被代謝一半為前提而開出該處方藥量，實際上卻變成和吃了更多藥量的情況一樣。這會增強藥理作用，也就是會變得過度有效。」

什麼?!酒精竟然會讓藥變得太強效！這對身體的確不好。

「而另一方面，相反地，平日經常喝酒的人，由於代謝酶的活性平常就很高，因此，會有過度代謝而導致藥物不易發揮效果的問題。」

甚至可能引發致命的嚴重症狀

嗯，看來不論藥效如何變化，「酒＋藥」似乎都存在著許多風險。

接著，飯嶋先生便以具體的藥物為例，進一步做了詳細說明。

「以促進藥理作用來說，用於治療血栓的華法林就是個很好的例子。一般人如果服用該藥物同時又喝酒，藥效會太強有出血的風險。而依出血的位置不同，要是在腦部等重要部位，甚至可能引發致命的嚴重症狀。

至於平日經常喝酒的人就如剛剛提過的，會有藥效難以發揮的問題。常喝酒的人因代謝酶的活性過高，尤其在沒喝酒時會過度代謝藥物，於是導致進入血液的藥物成分較少。這樣一來體內就容易形成血栓，心肌梗塞和中風等的風險會增加。

此外，像治療糖尿病的二甲雙胍類藥物等，則是在過度攝取酒精的狀況下，會讓體內的乳酸代謝降低（乳酸中毒）。而乳酸一旦過多，便可能對中樞神經及消化系統帶來不良影響，故必須特別注意。」

真⋯⋯真可怕！若只是爛醉那也就算了，沒想到有些藥物卻是會有生命危險的！話雖如此，但畢竟這些藥都是在有特定疾病時，才會以處方箋形式開出，沒生那些病的人或許會覺得「不干我的事」。

感冒藥和止痛藥也必須注意

那麼，可算是家庭常備藥的止痛及感冒藥等能在藥房、藥妝店輕易買到的藥品又是如何呢？

「當然，市售成藥也有很多是必須注意的。例如：止痛及感冒藥所含有的乙醯胺酚，通常是以葡萄糖醛酸接合、硫酸接合、CYP2E1等三種代謝途徑為主來排出體外。其中CYP2E1會將乙醯胺酚轉變成NAPQI（N-acetyl-para-benzoquinone imine）。而這個NAPQI雖具有肝毒性，但會再進一步接受穀胱甘肽接合，最終以硫醚尿酸的形式為人體所排泄。可是，常喝酒的人在CYP2E1的引導下，NAPQI會持續產生，一旦超過穀胱甘肽接合的極限，NAPQI便會累積，造成肝臟損傷。」

原來如此，身為一個平日常喝酒的人，似乎得要特別注意才行……現在才知道要反省。

對過敏性鼻炎藥物的影響是？

既然談到了止痛藥與感冒藥，關於過敏性鼻炎（花粉症）的藥物，也有一些必須讓大家知道的部分。

「據說以往的過敏性鼻炎用藥和酒精一起攝取時，會導致嗜睡現象。雖然最近已開發出非索非那定（fexofenadine，商品名：艾來錠）等中樞神經抑制作用較少的藥品，故狀況已有所改變，不過，不同藥劑對中樞神經的作用都會有程度差異。因此，關於個別藥劑的情況，請務必諮詢專家才好。」

我自己在花粉症盛行的季節也會服用抗過敏藥，而最近的抗過敏藥感覺確實不再那麼令人昏昏欲睡了。儘管如此，只要與酒精的交互作用沒有被完全否定，似乎還是要避免與酒同時攝取會比較好。

吃藥最好距離喝酒後至少3～4小時

以上的例子僅是眾多藥物中的一小部分罷了。雖說所造成的影響會因藥而異，不過，由此已可充分瞭解，吃藥還是別配酒比較妥當。

但問題是，無法想像一日無酒的酒黨們肯定不少。一旦被指示早、中、晚各需服藥一次的話，到底何時才能喝酒呢？此外，有一些類似腸胃藥的藥物，一般會在參加喝酒聚會前服用，這些藥又是如何？

首先，喝酒後間隔多少時間才可以吃藥？

針對此問題，飯嶋先生以「基本上，人生病吃藥時，最好是要禁酒啦……」為開場白，做了如下的說明：

「隨著體重、性別不同，酒精在人體內消失的時間也會不太一樣。根據酒精健康與醫學協會，以體重約60公斤的成年男性來說，每一單位（純酒精20

公克＝中瓶啤酒1瓶、日本酒1合）的酒精大約要花3～4小時的時間才會從體內消失（詳見日本的酒精健康與醫學協會網頁 http://www.arukenkyo.or.jp/health/base/）。因此，喝了酒之後若要吃藥，在此提供一個約略的參考基準──那就是請至少間隔3～4小時。」

我知道了，意思就是要等酒精被代謝掉、酒精的影響消失後，再吃藥，而且要記得最少都要間隔3～4小時才行。還有，所喝的酒的量若達到兩個單位，酒精留在體內的時間便會延長為6～7小時。亦即喝得越多，間隔就必須相對地拉長，這點也請務必注意。

那麼，若是吃過藥之後想喝酒的話呢？酒聚前的腸胃藥又是如何？

「藥物的代謝速度、排泄速度（半衰期）會因藥而異，故無法一概而論到底喝酒的幾小時前吃藥是沒問題的。不過，以保護、修復胃黏膜為目的的胃藥，以及保護肝臟為目的的營養補給飲料等，都可以在喝酒前服用。只是其中還是有一些藥物是不能與酒一起服用的，故最好事先詢問專家較為保險。」

原來如此。包括我自己在內，想必有很多人都會在酒聚前吃一些胃藥或喝一些對肝臟有效的營養補給飲料。這些基本上是安全的，總算是讓人鬆了一口氣。不過，就如飯嶋先生的建議，購買前最好還是先確認該藥品是否適合在喝酒前服用。

說來丟人，以前我都覺得「管他是配水服用，還是配酒服用，進了肚子不都一樣嗎？」就算有差異，應該也只有一點點吧。

然而，聽了飯嶋先生的說明後發現，話還真是不能這麼說呢。

感冒時，就當是休肝日，還是禁酒比較好。畢竟要治好感冒，最有效的方法就是休息。希望大家都能好好體貼一下自己勤奮的肝臟。

喝酒的人嘴巴臭？小心無意間造成的「氣味騷擾」

回答者：山本龍生先生
神奈川牙科大學

晚上喝了酒後回到家，被家人嫌棄「你嘴好臭！」，或是多喝了幾杯的隔天早上被女同事們指責有酒臭味的經驗，想必每個酒黨們都曾有過。

或許是因為喝了個爛醉所以沒刷牙就上床睡覺，又或者可能因為喝醉所以刷牙刷得很隨便，總之，有大量飲酒習慣的酒黨們，很多都有著讓人想別過頭去的「口臭」問題。

喝酒固然會有「酒臭味」，但更大的問題是「會散發出腥臭味的強烈口臭」。一旦到這地步，對周圍的人來說，就是一種「口害」了。

酒到底是不是導致口臭惡化的原因呢？

在此我訪問了神奈川牙科大學研究所牙醫學研究科的教授山本龍生先生（神奈川牙科大學研究所牙醫學研究科　口腔科學課程　社會牙醫學領域教授）。

「強烈口臭的成因並不僅限於酒，而口臭多半都與牙周病有關。之所以罹患牙周病後口臭會變嚴重，是由於牙周病菌之厭氧菌在口腔內繁殖，於是產生出為臭味來源的硫化氫及甲基硫醇等惡臭氣體。」

牙周病是發生在牙齒周邊組織的疾病總稱。據山本先生表示：「牙周病來自於口腔內的細菌，以及這些細菌所製造出的東西所含有的齒垢。」

齒垢跑進牙齒與牙齦間的牙周囊袋，造成發炎，不久便會融掉支撐著牙齒的齒槽骨，可謂「細菌的溫床」。要是放著不管，很可能就會失去寶貴的牙齒。

據說依據日本厚生勞動省所做的調查，55～74歲的牙周病罹患率超過了50％（摘自平成二十三年（西元二〇一一年）的「牙科疾病實況調查」）。

酒會促進「牙周病」的發生

若是像山本先生所說的，口臭的原因是牙周病的話，那就跟酒沒關係囉？

「酒到底是如何促使牙周病的，其機制至今尚未明確釐清。不過，在以人為目標對象的流行病學研究中，確實發現酒喝得越多，牙周病的罹患率就越高。」

欸?!原來酒和牙周病竟然並非毫無關聯！

在韓國，有一項以40幾歲男性為主共8645人為對象的調查發現，平常有喝酒習慣的人，其牙周病風險是不喝酒者的1．27倍（出處：Journal of Periodontology 2014;85:1521-28）。此外在巴西，還有一項以1115人為對象的調查指出，每天攝取相當於9.6公克以上純酒精（換算為日本酒約0.5合）的「有喝酒的女性」，其牙周病風險是「不喝酒女性」的3.8倍（出處：Journal of Periodontal Research 2014;50:622-9）。而且山本先生所做的老鼠實驗，亦證實了酒與牙周病的關聯性。

「讓沒有牙周病的老鼠攝取過量酒精（相當於人類的爛醉狀態）後發現，支撐牙齒的齒槽骨明顯被吸收了。此外，骨頭周圍還產生出活性氧，可見身體的抗氧化能力已經在降低。由此可知，酒不僅會提高牙周病風險，隨著牙周病的進展，還可能進一步導致身體氧化。」

接著山本先生又說：「酒精會抑制抗利尿激素，造成排尿頻繁，一旦因此出現類似脫水的症狀，唾液就會減少，這會讓口腔內的環境惡化，使得細菌容易繁殖。若再加上抽煙，那就更雪上加霜了。

甚至有報告指出，抽煙者罹患牙周病的風險最多可達不抽煙者的8倍。這是因為抽煙會導致牙齦的血液循環變差，讓尼古丁及齒垢容易附著，於是便形成被稱做生物薄膜的頑固牙周病菌的關係。」

正如最近出現的「氣味騷擾」一詞，因牙周病造成的口臭，的確很有可能導致人際關係出現障礙。

話雖如此，但要就此戒酒是不可能的，難道沒有什麼可預防的辦法嗎？

「要預防牙周病，沒什麼比刷牙更好的了。刷牙沒有所謂最合適的時間帶，在早上、中午、晚上等時候花些時間好好刷牙是很重要的。」

刷牙後最多漱兩次口就好

關於刷牙，有件事讓我很好奇，那就是最近掀起話題的「用餐後的30分鐘內最好不要刷牙」這一說法，喝酒後是不是也別立刻刷牙比較好呢？

「嚴格來說，不是用餐後30分鐘內，而是吃過酸性食物後的30分鐘內。在歐美地區有研究報告指出，常喝葡萄酒的人很多都有牙齒表面琺瑯質被融解的所謂牙齒酸蝕現象。」

葡萄酒愛好者若想避免牙齒酸蝕的話，該怎麼做好？

「若想積極預防，可在喝酒前使用含氟化物的牙膏刷牙。氟化物可促進唾液的鈣質補充作用（再礦化）、強化牙質，具有降低牙齒酸蝕風險的效果。只要事先用氟化物覆蓋牙齒表面，便可能減少葡萄酒等酸性飲料的影響。有不少愛喝酒的人會因為『牙膏會改變酒的味道』而不願意這麼做，但其實他們可以提早在喝酒前1小時左右刷牙就行了。」

而為了讓氟化物的效果倍增，還有一個重點要注意。

「刷牙後最多漱『兩次』口就好。如果漱到牙膏的味道消失為止，好不容易覆蓋上去的氟化物就都洗掉了。若是清涼感強烈的牙膏，只漱兩次口可能會令人不太放心，但習慣了就好。」

我自己實際嘗試後發現，一開始確實會有些抗拒，不過，幾天後就漸漸不在意了。一想到能預防牙齒酸蝕，牙膏所留下的不滑順感或不太好的味道等，應該都不算什麼了吧。至於喝酒前刷牙的習慣，我想今晚可以來試試。

用「牙籤法」來擊退牙周病！

預防口臭的關鍵就在於刷牙，但並不是只要有刷就行。有一種經山本先生等人研究多年進而推薦的，以一般牙刷也能做到，名為「牙籤法」的方法。據說依此方式刷牙，就能夠預防牙周病。

透過按摩牙齦來預防牙周病

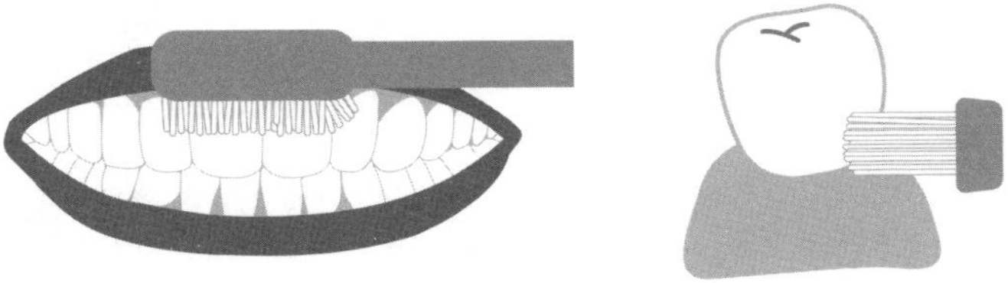

對於正面的前牙部分，將牙刷放在牙齒與牙齦的分界處，然後向著牙尖方向移動牙刷。而後牙部分要將刷毛垂直對著牙齒，做小幅度的移動。至於牙齒內側，則是以牙刷輕輕戳入並挑起的感覺來刷牙與牙之間的部分。

「牙周病產生於牙與牙之間。所謂的牙籤法，就是一種在按摩牙齒間之牙齦部分的同時，讓因牙周病而變得脆弱的牙齒與牙齦鄰接部分之牙齦溝上皮，得以再生的刷牙方法。刷上方的牙時刷毛朝下，刷下方的牙時刷毛朝上，對著牙齒與牙齦的分界處，每個地方分別上下刷動10次。內側則用牙刷尖端，以輕輕戳入並挑起齒間縫隙的感覺，每個地方分別反覆刷動約10次，而刷的力道差不多就像是用橡皮擦擦掉字那樣。整個刷完一遍約需7～8分鐘，不過，一邊看電視一邊刷的話，很快就刷完了。」

山本先生實際以「牙籤法」幫我刷了

一次牙後，感覺牙齒表面明顯變得光滑，牙齦似乎也變得比較緊實。雖然會有年齡差距、個人差異，但從山本先生的研究得知，只要持續實行「牙籤法」，1～6個月左右牙周病就會獲得改善。

口臭這種事畢竟自己不易察覺，周圍的人又很難啟口提醒，所以往往會延誤治療。為了避免一開口說話就被人用手捏著鼻子嫌「好臭！」除了這樣的護理外，也別忘了要確實遵守喝酒適量的原則喔。

令人感受到「致命危機」的冬日酒後浴

回答者：梅村敏先生
橫濱勞災醫院院長

「喝醉時尤其想泡澡」，這種傾向似乎不是只有我才有。喝醉的人興致高昂，很容易做出「來泡個澡出出汗，醒個酒吧！」這種蠢事。但其實就算流了汗，酒也不會醒。

實際上，我本人就曾在某年十一月底的寒冷日子裡，親身體驗過「致命的危險」。沒錯，就是在喝醉的狀態下泡澡。不過，雖說是喝醉了，也還不到神智不清的程度。當時我的記憶和意識都很清楚，想要暖一下身子，所以就提早回家泡了44℃的熱水澡。

泡了5分鐘左右，便開始覺得不太對勁，整個腦袋發熱，然後全身彷彿變成一顆大心臟般發生了嚴重的心悸，慌慌張張地想離開浴缸而突然起身，卻又感到一陣暈眩。雖然喝了些水並在脫衣處蹲著休息一下，症狀就消退了，但那時我真的以為「我的人生即將就此結束。」這正是俗稱的「熱休克」。

喝酒又泡澡一般都認為不妥。儘管知道，但由於從沒發生過什麼嚴重問題，所以總是一再重複這種行為。然而，十一月的那次事件，終於讓我深切體悟到真的不能如此亂來。那次的經驗實在是太過嚇人，以致於我甚至有好一段時間不敢再喝酒。

不過，到底喝酒後不能泡澡是基於什麼樣的理由？而我所經歷的嚴重心悸與暈眩又是怎麼一回事呢？

針對這些疑問，我深入訪問了熟知熱休克原理的橫濱勞災醫院院長梅村敏先生（橫濱勞災醫院院長　橫濱市立大學名譽教授）。

熱休克的罪魁禍首是「急遽的血壓變化」

泡澡前後的血壓變化

從溫暖的房間走到冷颼颼的脫衣處、浴室的沖澡處	血壓升高↑
一旦泡進熱水裡，交感神經便會開始緊張，血管會收縮	血壓又再升高↑
泡在熱水裡一陣子後，身體會變熱	血壓降低↓
離開浴缸走到冷颼颼的脫衣處	血壓升高↑
穿上衣服並回到溫暖的房間	血壓緩緩降低↓

「因急遽的溫度變化導致身體受傷害的現象，就叫做『熱休克』。而熱休克與『血壓的變動』密切相關。尤其在很冷的時候泡澡，還有在喝酒之後泡澡，都會使血壓變動劇烈，這是非常危險的。」

原來熱休克的原因在於「血壓的變動」啊！的確，血壓急遽變化似乎是對身體不太好……。

但在很冷的時候泡澡或是在喝酒後泡澡，會如何影響血壓呢？

依據梅村先生的說法，基本上，血壓是會隨氣溫變動的。氣溫高血壓就低，而一旦變冷，血壓則會升高。

「氣溫低時，我們的身體會『為了避免體溫下降』，於是使血管收縮，結果血壓就升高了。另一方面，如果氣溫升高，則為了散熱以降低體溫，血管便會擴張，血壓便會降低。基於此理由，人在夏天時血壓較低，而冬天時血壓會升高。」

泡澡時的各種溫度差距會導致血壓上下變動

那麼，泡澡時我們的血壓是如何變化的呢？在此我請梅村先生為我們解說，冬天在冷颼颼的浴室裡泡澡時的血壓變化狀況。

就像這樣，在天冷時泡澡，因溫差造成的血壓上下變動可謂相當劇烈，光寫出來就令我頭暈不已。這就是導致熱休克的原因。

下一頁圖表便是實際測量泡澡時，血壓變化所得到的結果。由圖可明顯看出，在泡澡過程中的血壓變動會因室溫越低而變化幅度越大。

「急遽的血壓變化會對身體造成很大負擔。天冷時泡澡的血壓變動很大，

泡澡過程中的血壓變化

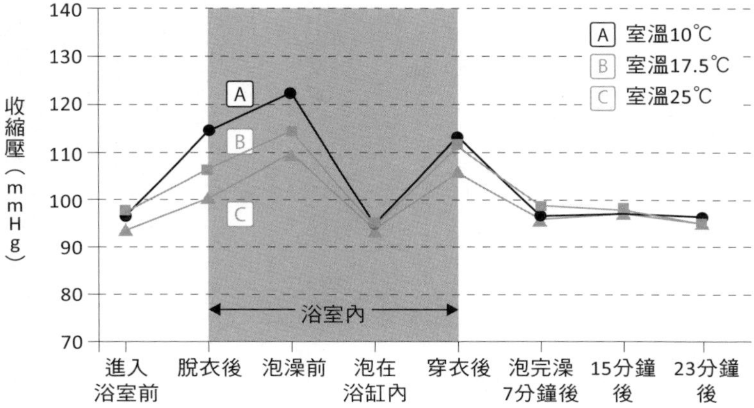

雖然泡澡過程中的血壓變化已經很大，但若室溫低，血壓的變化又會更大。（出處：Appl Human Sci. 1996;15:19 24）

所以更會增加身體的負擔。尤其年紀大且平常就有高血壓毛病的人，其動脈不斷持續硬化，亦即血管因受損而變得脆弱。這樣的血管無法應付急遽的血壓變動，因此，發生心肌梗塞、中風或腦溢血等嚴重症狀的風險會增加。再加上老年人因應姿勢變化（躺著、坐著、站著等）維持血壓恆定的能力已衰退，故從浴缸等處起身時，因無足夠的血液流往腦部而昏倒的機率也會升高。」

因泡澡意外死亡的人數，以寒冷的季節為多

從日本消費者廳所公佈的資料也可看出，自12月至3月為止這段較寒冷的期間，因泡澡意外死亡的人數相當多，而且幾乎都是65歲以上的老人。因泡澡意外死亡的人數，在這10年來增加到了1.7倍。

嗯，看來冬天泡澡這件事真的是不容輕忽啊。或許是因為身為日本人總之就是無法接受只淋浴就好，非得要連肩膀都浸在熱水裡好好泡上一回才甘願，故即使以洗澡時溺水身亡的人數來說，日本也是遙遙領先全球。

而日本消費者廳為了瞭解關於冬季泡澡意外的實際狀況，曾於二〇一五年實施一項調查。結果該調查發現，在所有受訪者中，約有一成的人回答自己曾有過泡澡時感覺腦充血，或是失去意識、感覺情況不妙等經驗。其中所謂感覺情況不妙的具體狀況，多數人都回答：「曾在浴缸裡泡了較長時間（10分鐘以上）。」不少人都是從浴缸起身時，才發覺情況不太妙的。

「長時間泡在浴缸裡，血壓會下降，在這種狀態下突然站起身，通常血

東京23區因泡澡意外死亡的季節變化趨勢

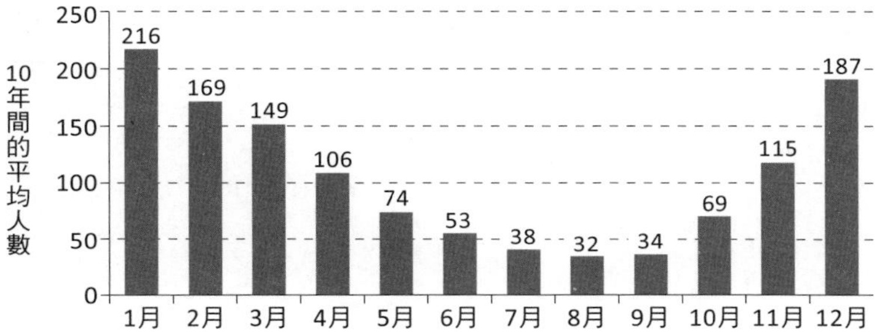

（消費者廳 平成29年1月25日News Release）

管會收縮以維持血壓。但人老了便無法維持血壓，一旦流往頭部的血液不夠，人就會昏倒。這時若是倒在裝滿了熱水的浴缸裡，那就會溺死了。」

酒精會暫時性地降低血壓

由目前為止的說明可知，在室溫與浴室溫差很大的冬天，泡澡對身體的負擔有多麼大。不過，這是在沒喝酒的狀態下。

若是在相同環境中，喝了酒再泡澡，那會伴隨有多大的危險性呢？

「喝酒具有『暫時』降低血壓的作用。人一旦喝了酒，隨著血液中的酒精

喝酒後血壓會暫時性地下降

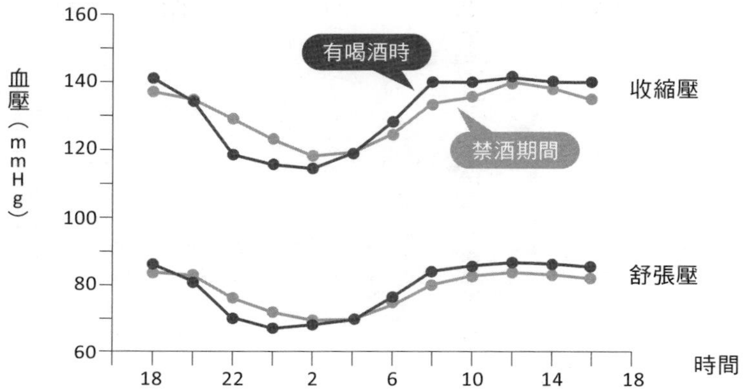

這是有高血壓的人在平常有喝酒的時候（有喝酒時）和有限制飲酒時（禁酒期間）的血壓變動趨勢。由此可看出夜間喝酒後血壓會有降低的傾向。而白天血壓則會升高。（出處：臨床高血壓 2000;6:14）

代謝產物『乙醛』的濃度增加，血管會擴張，於是血壓便下降。而面對這樣的血壓下降狀況，人體為了維持血壓，交感神經系統開始活化，於是脈搏數便會增加，心跳也會加快。

喝酒時血壓會降得比平常低，因此，酒後泡澡會有血壓的下上變化幅度變得更大的危險性。而『喝酒後＋天冷時』的泡澡又更加危險。此外，喝酒後由於酒精會造成人意識朦朧，危機管理能力也降低，想必這又會再進一步提高危險性。」

聽了這段話後，我所體驗到的熱休克的原因便浮現檯面。應該就是喝了酒後，我在血壓暫時降低的狀態下，從溫暖的房間走到沒有暖氣的寒冷脫衣處脫下衣服，立刻跳進44℃的熱水裡導致血壓飆升，接著浸泡在浴缸裡時血壓又驟降，然後，在血壓降低的狀態下突然用力站了起來，所以就頭暈眼花了。

我很幸運地並未溺死，也沒受傷，但「若年紀再大一點，很可能就會失去意識而昏倒，然後就淹死了。」梅村先生如此說道。光想像就讓我背脊發涼。

越是平常就有喝酒習慣的人，血壓越高

梅村先生表示，像我這種常喝酒的人尤其必須小心，而且「最好還要定期做血壓檢查。」這可是有原因的。

「酒精與血壓關係密切，越是平常就有喝酒習慣的人，血壓就會有越高的傾向。血壓的增高幅度與人一天的酒精攝取量呈正比。而且不論是什麼人種或

一天的酒精攝取量與血壓的關係

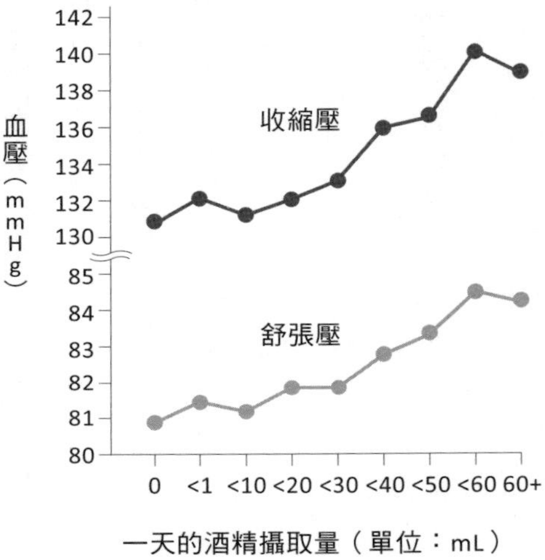

酒精的攝取量越多，血壓就越高。而大瓶啤酒1瓶或葡萄酒2杯左右相當於酒精30mL。（出處：Circulation.1989;80:609）

哪種酒類，這點都是共通一致的。」

剛剛說的喝了酒後血壓會降低一事，只是喝完後的暫時現象。如果每天都喝很多酒，便會形成常態性的高血壓。

接著，梅村先生又繼續補充說：「現在日本國內據說有多達4千3百萬人患有高血壓。基本上血壓會隨著年齡增長而有升高的傾向，不過，工作壓力大的50幾歲男性的高血壓比例一口氣跳升了很多。常喝酒的人即使目前沒有高血壓，往後罹患高血壓的可能性還是會特別高。」

認真想想，我周圍的酒黨們的確很多都有高血壓的毛病，越是酒量好的人這種傾向越強烈，感覺就是從超過50歲左右時開始越來越多。

看來以愛酒人士來說，就算現在血壓仍在正常值範圍內也不能掉以輕心呢。

如果就是很想泡澡的話，該怎麼辦？

雖然知道喝酒後，尤其又是在天冷時泡澡的危險性，卻仍覺得「就還是會想把自己洗得乾乾淨淨地再結束這一天」的人應該不少。真的沒有什麼好辦法嗎？

「想把自己洗得乾乾淨淨的想法我很能體會，但泡澡這種事，請務必在酒精已被充分代謝、不再有影響後再做。以體重約60公斤的成年男性來說，每一單位（純酒精20公克＝中瓶啤酒1瓶）的酒精大約要花3～4小時的時間才會從體內消失。

雖然酒精的代謝能力因人而異，故這只能做為參考，不過，基本上喝完酒後至少要間隔3～4小時再泡澡。而喝酒會臉紅的人酒精代謝能力較差，所以請記得要把間隔拉得更長。當然，所喝的量越多，酒精殘留在體內的時間也越長，這點也必須注意。」

除了喝酒後要間隔夠長的時間再泡澡外，梅村先生還希望大家能注意下一頁所列的四點（請參考319頁）。

除了避免飯後立刻泡澡，或是吃了安眠藥、鎮靜劑後泡澡之外，酒後該避免的還有一件事，那就是洗三溫暖。

有些人會說「洗三溫暖可以醒酒」或「可以瘦身」，但其實洗三溫暖所流失的只有體內的「水分」。一般泡三溫暖時都必須充分補充水分，而喝酒後身體往往就已處於脫水狀態，若還再洗個三溫暖來進一步助長脫水現象，那可是非常危險的。

此外，喝完酒、泡完澡後若直接睡覺，會因為過度脫水而導致心肌梗塞及

泡澡時需注意的四個要點

1	為了縮小冷熱溫差，泡澡前應提高脱衣處及浴室的溫度。放洗澡水時使用蓮蓬頭，便能利用蒸氣來提高浴室溫度，可謂一石二鳥。
2	水溫最好在41℃以下，泡的時間別超過10分鐘，要避免長時間泡澡。雖説半身浴對心臟造成的負擔較小，但泡太久還是可能有影響。
3	要離開浴缸時，不要突然起身。也是預防暈眩的要點之一。
4	若有家人同住，最好於泡澡前跟家人説一聲，請他們在你洗澡時間比平常久的時候來查看一下。有報告指出，在公共澡堂之類的地方，由於身體不適的人很快就會被發現，故心跳停止的案例較為少見。

中風的發病風險增加，已有動脈硬化狀況的人尤其必須小心。

但看著我一臉儘管如此還是很想泡澡的表情，梅村先生只好再提出另一個建議，那就是「淋浴」。為了降低熱休克的風險，可選擇「溫水淋浴」。

「溫水淋浴對身體造成的負擔比泡熱水澡要小。而且就算意外昏倒，也不可能溺死。洗澡暈倒時，最怕的就是溺死。日本由於有泡澡的習慣，故淹死在浴缸裡的人數遠比其他國家要多出許多。」

對吔！其他國家的人通常都會

有淋浴這個選擇。基於「流汗以醒酒」的錯誤觀念，說來丟人，腦袋裡除了泡澡外，其他的我還真的都沒想到。的確，如果是淋浴，量倒也不過就是瘀血挫傷罷了，致死的可能性似乎遠低於泡澡。以後只要喝了酒，就選擇淋浴吧！不過，提高脫衣處或浴室的溫度，盡可能消除溫差這點，也同樣適用於淋浴，還有記得「水不要太燙」。

酒後泡澡，尤其在天冷時，真的是必須特別小心。雖然我個人覺得淋浴的確有些不夠暢快，但若是喝了酒，那還是選擇淋浴較好。

聽了關於熱休克和酒的關聯性，知道常喝酒的人可能會罹患高血壓一事，著實令我震驚不已。喝太多真的很不好，沒有什麼比「適量」（換算成純酒精20公克＝日本酒1合）更有效的了。

此外，一旦超過50歲，平常就要記得量血壓，以確認有無特殊變化也相當重要。一發現血壓偏高，就要減少喝的量，畢竟自己的身體終究是要自己顧啊。

酗酒者的恐怖下場

回答者：垣渕洋一先生
成增厚生醫院東京酒精醫療綜合中心

對酒黨們來說，會因喝酒而擔心的事情，從過量飲酒導致的肝功能低下、肥胖、痛風，一直到失憶、健忘等，各式各樣不勝枚舉。其中，為比別人更愛喝也更能喝的酒國英雄們，所暗自擔心害怕的，應該就是「酗酒（也稱做酒精成癮或酒精中毒）」。

說到酗酒，我想很多人都以為只有喝很多的人才會有這問題，但其實意外地，這對酒黨們而言，是相當貼身的一種恐怖威脅。

說來丟人，我也不例外，經常懷疑「搞不好我早就已經酒精中毒了？」

每到假日，以「獎勵自己」為藉口，從中午便開始喝氣泡酒，即使是平日週間，一到傍晚5點左右，我也總會一邊做飯一邊喝起啤酒。這對我來說很平常，但當我告訴不喝酒的朋友時，對方卻是一臉不可思議地回應：「這……這情況不太妙吧？」此時我才驚覺，原來中午喝酒和一邊準備晚餐一邊喝酒並不尋常。

儘管現在我喝酒的量已經比年輕時少，可是一到晚餐時間，我還是毫不遲疑地就是會備好酒精性飲料。都一把年紀了，也曾有過喝太多喝到失憶的記錄，或許我真的已經到了酗酒邊緣？

之所以會這樣擔心，可能也和我周遭實際上真的有人，因酗酒而提早丟了性命有關。那位仁兄明明做了食道癌手術而被醫生下令禁酒，卻還是從中午就開始把威士忌加冰當水喝。儘管愛妻一再提醒，他還是戒不了酒，才剛滿50歲便撒手人寰。

就算這是較為極端的案例。不過，苦於喝酒的量持續增加，但卻仍無法節制的人想必也不在少數？

為了這些懷抱著酒黨們特有憂慮的人，在此針對酗酒的可怕之處及成癮的判斷標準等部分，我訪問了成增厚生醫院東京酒精醫療綜合中心主任垣渕洋一先生（成增厚生醫院東京酒精醫療綜合中心主任）。

成癮的有109萬人，高危險群有980萬人！

首先，我向垣渕先生詢問了現況。實際上，目前酗酒的人數有多少呢？

「依據二〇一三年日本厚生勞動省研究班的調查，酗酒的人數估計有109萬人。而可稱做其預備軍的大量飲酒者（高風險族群）則約有980萬人。」

聽了真讓人驚訝。酒精成癮者多達109萬固然驚人，更沒想到的是高風險的大量飲酒者竟然有近一千萬人之多。在日本厚生勞動省研究班的調查中，是以換算成純酒精的每天平均攝取量為標準。男性在40公克以上，女性在20公克以上，就算是「高風險的飲酒者」，而依此標準也有人估算其人數高達1039萬！

聽垣渕先生說近來女性酗酒的人數也增加不少。一想到自己可能也是其中之一，就讓我忍不住益發焦慮。

「酒比老婆還重要！」酗酒的恐怖事實

有109萬人的所謂酗酒或酒精成癮，到底是怎樣的狀態呢？垣渕先生做了如下的說明：

「酗酒是無法單純以喝酒的量來定義的，沒辦法用『喝多少以上就算成癮』這種方式來界定。這既無明確分界，同時也會因該本人的生活環境不同而有差異。在診斷是否為酗酒時，與其依據喝酒的量來決定，其實更應該仔細判斷該本人是否有因喝酒而產生身體疾病、精神疾病、暴力、家庭不睦及曠職缺勤等各種問題，還有是否在醫生、上司、家人等周圍的人的警告、提醒下，依舊無法節制或戒酒，導致問題一直持續存在。」

聽垣渕先生說，在酗酒的診斷標準方面，有個由WHO（世界衛生組織）建立之「ICD-10」（國際疾病分類第10版）所定義的酗酒診療準則存在。

酗酒以及高風險飲酒者的推估人數

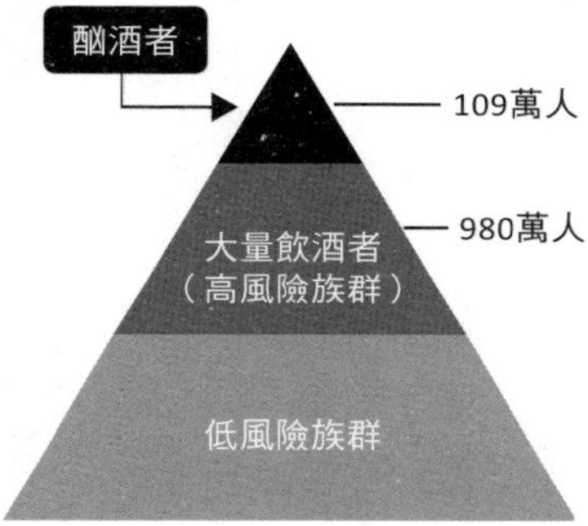

這是由2013年日本厚生勞動省研究班的調查所做的推估。其中酗酒者的人數是以「ICD-10」的診斷標準為依據。而高風險族群的大量飲酒者，則是指有喝酒的那天換算成純酒精共攝取60公克以上的人。

具體來說，該準則包括了「有想喝酒的強烈慾望或強迫感」、「在開始、結束喝酒或在喝酒的量方面，有難以控制行為的現象」、「在禁酒、減量喝酒時會有戒斷症狀」、「即使顯然產生了有害的結果，仍持續喝酒」等共六個項目，只要在過去1年內有3個以上的項目同時持續1個月以上或反覆出現，便會被診斷為酗酒（詳情請參照久里濱醫療中心網站 http://www.kurihama-med.jp/outpatient/clinic/cl_alcohol_shindan_kijun.html）。

垣渕先生表示：「實際上，除了本人之外，還要詢問家人及其周圍的人到底發生了哪些與喝酒有關的問題，才能夠加以診斷。其中有不少案例是，即使不去對照診斷標準，也看得出來事態嚴重，顯然就是酗酒。

我有很多病患是夫婦一同來求診，而當太太對著戒不了酒的老公問說：『我和酒到底哪個重要？』時，甚至有人是立刻回答『酒！』一旦到了這地步，應該就可算是需要立即住院治療的酗酒病患。而且您一定想像得到，這很可能就是要離婚了。實際上，酗酒者本來也就是以離婚率高聞名。」

酒比老婆還重要……。即使是非專業的我，也看得出來這一定是酗酒。

垣渕先生還說：「有的人弄到離了婚、家庭破碎也還是要喝，甚至被公司開除、沒了收入以致於必須接受社會救濟仍是無法停手，最終落得一人孤獨死去。」

這真是太可怕了……。在到達這地步前，一定要想想辦法別超越那些風險高的人們（高風險族群）才行。喔不，應該是要努力降低為低風險族群才對。

每天喝日本酒3合以上的人要小心

接著，所謂酗酒風險高的預備軍（高風險族群）是指哪些人呢？

「舉例來說，像是常態性地喝很多酒，導致肝功能數值（γ-GTP）變高，由於在公司的健檢中被醫師警告，於是便暫停喝酒好讓γ-GTP降低，但不久卻又開始喝很多的人。儘管多年來酒精性的肝炎持續不癒，可是他們工作正常、家庭和睦，亦即並未因喝酒而發生什麼明顯問題。

雖已瀕臨成癮邊緣，但還不到現在必須立刻戒酒的程度。不過，這些人有必要接受專業指導以減少喝酒的量。」

由980萬人這個推估數值可知，屬於這高風險族群的人絕非罕見，一般上班族中便有不少。以每天的酒精攝取量而言，換算成純酒精一天60公克可算是一個判斷標準。

「我想，一般的適量是指20公克左右（日本酒1合、中瓶啤酒1瓶），這點應該有些人已經知道了（以日本男性來說）。這種程度是屬於低風險。但隨著喝酒的量增加，風險便會提升，尤其超過60公克，就會開始因喝酒而發生問題，這時就到了必須認真考慮節酒（節制飲酒）的程度了。專家們都稱之為『60公克的門檻』。一旦超過80公克，則是肯定會出問題。」

換算成純酒精60公克就相當於日本酒3合，這對酒黨們來說是輕輕鬆鬆就能喝完的量。即使現在沒有因喝酒而發生問題，身體也沒受到什麼影響，但未來成為酗酒病患的風險很高，這確實就是「酗酒預備軍」啊。

另外補充一下，聽說一般在公司上班的商業人士，γ-GTP超過300的人其實並不少見（依據日本健康檢查學會的「健檢報告的解讀」之說明，γ-GTP在101以上就被分類為異常。）。

「有個曾為學會所公佈的案例，是發生在某大企業的健康管理室。據說該企業擬定了一個計畫，要把在公司健檢時γ-GTP被驗出達300以上的員工找來輔導，但由於其健檢結果中，γ-GTP達300以上的人太多，無法安排輔導時間，所以他們就把標準提高到500以上。γ-GTP為200以上屬於高度上升，500以上則被分類為超高度上升。由此可見，在一般工作的人之中，也存在著為數不少的預備軍呢。」

還有，據說在因酗酒而住院治療的病患中，肝功能數值（γ-GTP）高達4千的人也並不罕見呢。

可利用「酒精使用疾患確認檢測」來確認

閱讀至此，想必許多酒喝得多的人都會開始擔心，「到底自己是不是真的沒問題？」這麼說來，我自己是不是也真的沒問題啊？

如果你也有些擔心，其實有一些測驗能讓你簡單確認自己的喝酒狀況，亦即可檢查自己是否可能已酗酒或已成為酗酒預備軍，請大家務必試試。

首先，先做一下由WHO所公佈的AUDIT（酒精使用疾患確認檢測）或是久里濱醫療中心的KAST（久里濱式酗酒檢測）。雖然不能就此做出診斷，但可瞭解在喝酒方面的問題嚴重度。AUDIT在厚生勞動省及各大酒廠等的網站上都找得到，可輕易取得並測試在此將「AUDIT」刊載於下一頁。

酒精使用疾患確認檢測（AUDIT）

❶ 你多久喝一次含酒精的飲料？	
0	完全不喝
1	1個月1次以下
2	1個月2～4次
3	1週2～3次
4	1週4次以上

❷ 有喝酒時你通常喝多少的量？（日本酒1合相當於2個單位；一般台灣罐裝啤酒約相當於1個單位）	
0	1～2個單位
1	3～4個單位
2	5～6個單位
3	7～9個單位
4	10個單位以上

❸ 一次喝6個單位以上的頻率有多高？	
0	從未
1	1個月不到1次
2	1個月1次
3	1週1次
4	每天或幾乎每天

❹ 在過去一年內，一旦喝起酒就停不下來的頻率有多高？	
0	從未
1	1個月不到1次
2	1個月1次
3	1週1次
4	每天或幾乎每天

❺ 在過去一年內，通常都能做到但卻因為喝酒而無法做到的狀況，有多常發生？	
0	從未
1	1個月不到1次
2	1個月1次
3	1週1次
4	每天或幾乎每天

酒精使用疾患確認檢測（AUDIT）

❻ 在過去一年內，由於前一天喝太多，隔天早上為了解宿醉又不得不再喝一杯的頻率有多高？	
0	從未
1	1個月不到1次
2	1個月1次
3	1週1次
4	每天或幾乎每天
❼ 在過去一年內，喝酒後會產生罪惡感或是後悔自責的頻率有多高？	
0	從未
1	1個月不到1次
2	1個月1次
3	1週1次
4	每天或幾乎每天
❽ 在過去一年內，因為喝酒而記不得前一晚發生什麼事的頻率有多高？	
0	從未
1	1個月不到1次
2	1個月1次
3	1週1次
4	每天或幾乎每天
❾ 你是否曾因為喝酒而造成自己或他人受傷？	
0	從未
2	曾經有，但不是在過去一年內
4	在過去一年內曾發生
❿ 親人及親戚、朋友、醫師，或者其他醫療保健相關人員，是否曾因擔心你喝酒的狀況而勸你少喝點？	
0	從未
2	曾經有，但不是在過去一年內
4	在過去一年內曾發生

日本喝酒量的單位數換算：「日本酒1合＝2個單位」、「大瓶啤酒1瓶＝2.5個單位」、「雙份威士忌兑水1杯＝2個單位」、「燒酒兑熱水1杯＝1個單位」、「葡萄酒1杯＝1.5個單位」、「梅酒小杯1杯＝1個單位」。

台灣常見酒類的單位數換算：「罐裝啤酒＝1個單位」、「保力達、維士比（600毫升）＝4個單位」、「紹興酒＝8個單位」、「米酒＝11個單位」、「高粱酒（300毫升）＝14.5個單位」、「參茸酒（300毫升）＝7.5個單位」、「米酒頭＝17.5個單位」）

我也趕快測了一下。共有10題，只要針對過去1年的一般喝酒狀況做答，幾分鐘內便能獲得結果。我的檢測結果是7分，比想像中低，但到底……？

「這只能做為大略的參考基準，通常9分以下屬於低風險，10～19分是高風險（＝預備軍），20分以上就有可能是酗酒了。」

想要減少喝酒的量，就從「視覺化」開始

為了不要走向悲慘的結局，屬於預備軍的人必須盡量減少喝酒的量，以避免嚴重度再升級，並且努力照顧好自己以期許能成為低風險族群。

那麼，具體來說該怎麼做好呢？

針對酗酒或酗酒預備軍等族群，垣渕先生建議採取一種「將喝酒的量視覺化」的減量方法。

做記錄，『將喝酒的量視覺化』，是減少飲酒量的一大要點。請把以下共五個項目做成表格，然後每天記錄。

①目標飲用量是多少？
②喝什麼？喝了多少？
③是否覺得滿足？（以○×標記）
④是否有成功安排休肝日（連續2天）？
⑤有無運動？

接著最重要的是，一旦做好檢查表，便要向周遭公開宣告。如此一來，顧慮到周圍人的眼光，就很難半途而廢。若能將此記錄也交給太太等家人檢查、確認，效果又會更好。另外，還可以把定期檢驗出的γ-GTP數值等也都記錄上去。

垣渕先生還說：「設定一個想藉由達成目標來獲得的東西也很重要，像是γ-GTP數值的改善、修復夫妻關係等，什麼都行。總之，其實就是要設定一個對自己來說是一種獎勵的標的。」

不合理的目標設定是反彈的根源

那麼，該如何決定目標飲用量呢？

垣渕先生說：「不合理的目標設定是反彈的根源。」

實際上，原本每天攝取60公克以上酒精的人，突然要降到20公克是不太可能的。先以40公克為目標，成功達標後再以30公克為目標，像這樣以階段性的方式慢慢減少，才是比較合理而務實可行的。

「和減肥一樣，透過記錄飲酒量的方式，該本人便能清楚瞭解自己真正的酒精攝取狀況，而且也能獲得家人的支持。有很多執行飲酒記錄的人，最後都成功恢復了健康呢。」

實際上，也曾有研究報告指出，針對符合特定保健輔導對象的AUDIT得分10分以上或每週喝酒量在21個單位（1單位相當於純乙醇10公克）以上的男性飲酒者55名，進行採用了6個月生活習慣記錄表（飲酒記錄）的共三次集體教育課程後，發現其AUDIT得分在飲酒量、腰圍、體重、舒張壓、ALT、 γ-GTP數等數值都顯著減少，而HDL膽固醇（好膽固醇）則是顯著增加（出處：勞動科學 2013;89(5) :155 165）。此外，代謝症候群與酗酒預備軍合計的比例，也從55人中有49人（89．1%）降至只有31人（56．4%）。

據垣渕先生表示：「酗酒的人多半都是頑固而不聽他人勸告的人。不屬於這類性格的人，應該早在來醫院求診之前，就會聽周圍人的話而成功戒酒或節酒了。」

不過，既然已有數值如此顯著的成果，那些頑固的人或許也會想要「試試看」吧？感覺起來，這方式我似乎也做得到呢。

而為了避免成為酗酒一族或酗酒預備軍，是否還有其他該注意的事項呢？

「人的喝酒習慣會從某些事件、活動時才有喝的『機會飲酒』，接著進展到沒什麼事也會喝的『習慣飲酒』，然後再發展為不管時間地點的『強迫飲酒』。其中到『機會飲酒』為止算是低風險，晚上來一杯則是一種『習慣飲酒』。但即使喝的量沒增加，也沒造成什麼危害，但若是不喝便會有不滿足、不過癮的感覺，那就可能是產生了『常用劑量依賴性』，這可算是中等風險。

最後會進一步以『寂寞無聊』、『因為休假』、『因為睡不著』等為藉口，一旦喝酒的量、喝酒的時間開始增加，就會變成高風險，很難回得來了。」

嗯，拿假日當藉口從中午就開始喝的我，得要警惕才行……。

為了不讓人生結局悲慘，有意識到自己喝太多的人應記錄下自己喝酒的狀況，以充分掌握現狀，一點一滴地努力減少飲酒量。

盡可能達到接近換算成純酒精一天20公克的適量標準。不管怎樣，總之先以AUDIT來自我檢測一下吧！

【監修者後記】

雖然人間樂趣多……

這是一本芳香醇厚又分量十足的好書，也可說是深入訪問了許多專家，廣泛網羅目前已知與飲酒和健康有關之各種資訊的「最佳版本」。

只要稍微上網搜尋一下就知道，網路上充滿了大量來源不明的複製資訊，還有許多營養補充品等的廣告，好壞摻雜，實在很難判斷哪些是對的、哪些是錯的。

不僅限於喝酒方面，現在要取得健康資訊，可是必須具備相當高度的相關素養才行。在這種情況下，如此「認真」製作的書籍就顯得十分珍貴了。

戰後隨著經濟成長，民眾的飲酒量持續增加，但在一九九〇年代後陷入停滯，每一成年人的消費量從二〇〇〇年左右開始有減少傾向。女性飲酒依然呈現略微增長的趨勢，不過男性，尤其是年輕一代的喝酒習慣正在產生變化。

其背景因素很多，包括了網際網路的普及等娛樂與溝通管道的多樣化、健康意識的改變、傳統「職場酒聚」的減少……等等。其中，喝酒與健康的關係，特別是有關喝酒對健康的「不良影響」已明確獲得證實，故已普及至一般民眾的知識，無疑地也具有一定程度的意義。

本書針對喝酒與疾病的關聯性，甚至相反地，針對喝酒可能帶來的好處，還有對身體負擔較小的喝酒方式等，訪問了許多專家。

讀完全書後，身為醫師的我，不得不再次認知到「喝酒真的是許多疾病的風險因素」。

書中很多這部分的資訊都是經由大型群體的觀察研究所獲得之結果報告，在科學方面可說是「實證層級很高」。

而另一方面，關於喝酒對健康有益這點，則是以細胞實驗及受測人數少的研究結果較為突出，多數仍處於「可能對健康有益」但「尚有爭議」的階段，無法否認地就實證層級來說還「稍嫌薄弱」。

雖然著名的「J曲線」現象，顯示了少量飲酒可降低心血管疾病的風險，但整體來說，喝酒的危害依舊顯而易見。實際上，所謂合適的飲酒量，換算成乙醇不過是一天20公克左右（約相當於中瓶啤酒1瓶，或日本酒1合）。

這樣的標準對我們這些酒黨來說有些嚴苛。但至少依據目前的實證知識，考慮到健康，喝酒的量還是要控制到相當少才行。

不過，喝酒對身體造成的影響，有相當大的個人差異。除了代謝酒精的酵素等有基因上的不同之外，還有體型大小、性別、年齡等因素，真的很難以統一的標準來判斷。

更何況我們的生活還伴隨有很多其他的風險。對於想排除各種風險，好盡量活得久一點的所謂「零風險主義者」，我不建議喝酒。但多數人其實都是在承擔一定風險的同時，於生活中找樂子。其重點在於，要避開過大的風險。

我想對於希望能享受喝酒的樂趣，而選擇了「酒」這一健康風險的人，本書應可做為參考，讓他們思考「什麼程度的風險是可接受的」。

不是所有人都需要生活在零風險之中，而且所謂承擔「健康風險」，無非就是要經常注意自己的健康狀況。定期接受檢查、注意健檢的結果……等等，有很多方法都能讓我們盡早發現身體所發出的SOS求救訊號。

多數專家們所提出的，都不是什麼出人意料的做法，像是均衡的飲食、控制鹽分攝取、補充水分、小心卡路里攝取過量與肥胖問題，以及維持一定的運動量等。此外，還要避免在提高風險上會有加乘效果的「酒＋香煙」之雙重風險。然後飲用對自己來說適量的酒，且為了避免產生依賴性，需安排幾天不喝酒（既是休肝日，也是休腦日）。如果這些都做了，檢查出來的肝功能等數值卻依舊惡化，那就只好減量或戒酒了。

上述這些都是再理所當然不過的原則，只要能一點一滴地逐步實踐，就算是酒黨們，想必也能夠「健康地」享受美酒。

請大家務必珍惜「能喝的福氣」。

自治醫科大學附屬埼玉醫療中心消化器官內科 AbbVie GK公司
肝臟權威醫師 淺部伸一

【受訪者名單】

松嶋成志（Matsushima Masashi）

東海大學醫學院內科學系消化器官內科學教授

1985年，畢業於東京大學醫學系。曾任公立昭和醫院消化器官內科資深住院醫師、東京大學醫學系原第一內科助理等，1996年至美國密西根大學擔任研究員。回國後，歷經東海大學消化器官內科的講師及副教授職務後，又繼續擔任東海大學醫學院附屬東京醫院的副院長、消化器官肝臟中心主任。2013年，任消化器官內科教授。2014年，任附屬東京醫院院長。2016年起則任職於東海大學醫學院附屬醫院。

淺部伸一（Asabe Shinichi）

自治醫科大學附屬埼玉醫療中心消化器官內科前副教授

1990年自東京大學醫學系畢業後，曾任職於東京大學附屬醫院、虎之門醫院消化器官內科等。於國立癌症中心研究所進行以肝炎病毒為主的研究，接著歷經自治醫科大學之勤務後，為了研究肝炎免疫而到美國聖地牙哥的斯克里普斯研究所留學。回國後，從2010年起，任職於自治醫科大學附屬埼玉醫療中心消化器官內科。目前隸屬於AbbVie GK公司，專長為肝臟病學、病毒學。喜歡的飲料是葡萄酒、日本酒、啤酒。

瀧澤行雄（Takizawa Yukio）

秋田大學名譽教授

1932年生於長野縣。1962年自新潟大學研究所醫學研究科畢業，取得醫學博士學位。1964年擔任新潟大學醫學系副教授，1973年轉任秋田大學醫學系教授。1995年起陸續擔任國立水 病綜合研究中心主任、該中心顧問、秋田大學名譽教授。長年研究日本酒與健康的相關議題，著作包括《1天2合日本酒之活力健康法》等。

柿木隆介（Kakigi Ryuusuke）

自然科學研究機構生理學研究所教授

1978年從九州大學醫學系畢業後，依序任職於該大學醫學院附屬醫院（內科、神經內科）、佐賀醫科大學內科。1985～1987年，至倫敦大學醫學系留學後，歷經佐賀醫科大學，1993年起在岡崎國立共同研究機構（現為自然科學研究機構）擔任生理學研究所教授。

楠山敏行（Kusuyama Toshiyuki）

東京Voice診所院長

慶應義塾大學醫學系畢業。加入慶應義塾大學醫學系耳鼻喉科學教室後，歷經國際醫療福祉大學東京Voice中心副所長職務，於2010年自行開業經營東京Voice診所品川耳鼻咽喉科。為日本耳鼻喉科學會認證之專業醫師、日本氣管食道科學會專業醫師。日本聲音語言醫學會理事、東日本聲音外科研究會秘書處召集人、國立音樂大學音樂學系兼任講師（聲音科學）。

林松彥（Hayashi Matsuhiko）

慶應義塾大學醫院血液淨化與透析中心主任・教授

1977年，慶應義塾大學醫學系畢業後，歷經芝加哥大學醫學系內科研究員等，自1991年起擔任慶應義塾大學醫院內科（腎臟、內分泌、新陳代謝科）門診主任，2001年則轉任醫療主任。2009年，從中央透析室醫療主任、該大學教授轉為現職。為日本內科學會綜合內科專業醫師、日本腎臟學會腎臟專業醫師 指導醫師、日本透析醫學會專業醫師 指導醫師、日本初級保健聯合學會認證醫師・指導醫師。

林博之（Hayashi Hiroyuki）

澀谷DS診所澀谷分院院長

醫學博士。東京慈惠會醫科大學畢業。歷經東京厚生年金醫院整形外科主任等職務後，於2005年開設醫療瘦身專業診所「澀谷ＤＳ診所」。擔任該診所院長已邁向第10個年頭，為減重專業醫師。致力於具醫學根據、不復胖之正確減重的啟蒙。

津金昌一郎（Tsugane Shouichirou）

國立癌症研究中心 社會與健康研究中心 主任

醫學博士。1981年自慶應義塾大學醫學系畢業後，繼續於該大學研究所之醫學研究科主修公共衛生學。在長期調查並研究日本人飲食、飲酒、吸煙等生活習慣與癌症等疾病發生之關聯性的多目的世代研究中擔任主任研究員。著作包括《基於科學根據的最新癌症預防法》等。

樋口進（Higuchi Susumu）

獨立行政法人國立醫院機構 久里濱醫療中心院長

1979年畢業於東北大學醫學系。歷經山形縣長井市立綜合醫院，加入慶應義塾大學醫學系精神神經科學教室後，於1982年至國立療養所久里濱醫院（現為國立醫院機構久里濱醫療中心）任職。1987年擔任該醫院精神科主任。1988年至美國國立衛生研究院（NIH）留學。1997年擔任國立療養所久里濱醫院臨床研究主任。升任副院長後，於2012年起擔任現職。為日本酒精相關問題學會理事長、WHO研究及培訓合作中心主任、WHO專業顧問委員（負責藥物依賴、酒精問題）、國際酒精醫學生物學會（ISBRA）前理事長。

垣渕洋一（Kakibuchi Youichi）

成增厚生醫院東京酒精醫療綜合中心主任

1990年畢業於筑波大學研究所醫學專業學群，並於該大學取得醫學博士學位。歷經該大學附屬醫院等的訓練後，自2002年起任職於成增厚生醫院。除了臨床工作外，也以講師的身份活躍於日本精神科看護技術協會、當地的公共衛生中心及自助團體等。曾擔任《自我護理系列　像這樣與酒精相處》的監修等工作。為關東酒精相關問題學會理事、酒精健康障礙對策基本法促進聯合會副代表。

大越裕文（Ookoshi Hirohumi）

航仁會 國際旅遊醫學中心 西新橋診所理事長

1981年畢業於東京慈惠會醫科大學。受訓後，歷經東京慈惠會醫科大學第一內科助理、華盛頓大學研究員、日本航空健康管理室首席醫師等，於2008年起擔任現職。為出光興產、共同通信、迅銷（Fast Retailing）等公司的產業醫師。亦是日本國際旅遊醫學會理事、日本宇宙航空環境醫學會理事、以JAXA人員為對象之研究開發倫理委員會委員、日本產業衛生學會代表、NPO健康旅遊振興機構監事、東京慈惠會醫科大學兼任講師。

古川直裕（Hurukawa Naohiro）

川崎醫療福祉大學醫療技術學院臨床營養學科教授

1979年，擔任川崎醫科大學助理，1997年，歷經該校講師職務後，於2007年起擔任現職。專業領域包括「消化道運動、消化液分泌之自律神經調節機制」、「誘發嘔吐之神經機制」等，目前則為消化道運動之生理學，隸屬於日本生理學會（理事）等。

溝上哲也（Mizoue Tetsuya）

國立國際醫療研究中心．臨床研究中心．流行病學與預防研究部部長

1988年畢業於產業醫科大學醫學系。歷經產業醫科大學產業生態科學研究所助理、九州大學研究所醫學研究院（預防醫學）副教授，於2006年起擔任國立國際醫療中心研究所（流行病學統計研究部）部長。2017年4月起擔任現職。主要研究領域包括生活習慣病之流行病學研究、國際學校保健、產業保健等。

清水京子（Shimizu Kyouko）

東京女子醫科大學消化器官內科副教授

1984年，加入東京女子醫科大學消化器官內科，1991年，至美國羅徹斯特大學留學後，於2009年起擔任現職。專攻胰臟及膽道疾病、急性胰臟炎、慢性胰臟炎、自體免疫性胰臟炎、胰臟囊腫性疾病、胰臟癌等的診斷與治療。為日本胰臟學會理事、日本胰臟疾病研究基金會理事、日本消化器官疾病學會之專業醫師、指導醫師、基金會理事、關東分會理事。

中村清吾（Nakamura Seigo）

昭和大學醫學系乳房外科教授．昭和大學醫院乳房中心主任兼同院臨床遺傳醫療中心主任

1982年畢業於千葉大學醫學系。同年進入聖路加國際醫院外科受訓。1997年起至美國安德森癌症中心等處進修。2005年6月起就任聖路加國際醫院乳房中心主任、乳房外科主任，2010年6月起擔任現職。為日本外科學會理事、日本乳癌學會理事長。

堀江重郎（Horie Shigeo）

順天堂大學研究所醫學研究科泌尿器官外科學教授

1985年，畢業於東京大學醫學系。於美國德州取得美國醫師執照。回國後，歷經國立癌症研究中心等的職務，於2003年就任帝京大學醫學系泌尿器官科主任教授。2012年起轉任順天堂大學研究所泌尿器官外科學教授。為日本泌尿器官科學會指導醫師，亦擔任日本Men’s Health醫學會、日本抗衰老醫學會理事長。著作包括《有幹勁！最強男性醫療》、《憂鬱症？不，你只是男性荷爾蒙不足：睪固酮讓你生龍活虎》等。

吉野一枝（Yoshino Kazue）

婦產科醫師・臨床心理師

1993年，畢業於帝京大學醫學系。1995年，加入東京大學醫學系婦產科學教室。 曾任職於母子愛育會愛育醫院、長野紅十字醫院、藤枝市立綜合醫院等，於2003年開設吉野女性診療所。為NPO法人女性醫療聯合會副理事長、「思考性與健康之女性專家會」營運委員，並以更年期及女性賀爾蒙專家身份參與NHK晨間資訊節目「朝一」的演出。

須見洋行（Sumi Hiroyuki）

倉敷藝術科學大學名譽教授

醫學博士。1974年完成德島大學醫學系研究所課程，歷經九州大學理學院科學（生物化學系）、芝加哥邁克爾里斯研究所文部省在外研究員後，於1982年任宮崎醫科大學生理學副教授，1997年起任倉敷藝術科學大學生命科學系教授及系主任。為岡山丹貝協會會長。以研究以納豆為主之發酵食品的功能性、正宗燒酒之成分所具有的纖維蛋白分解活性的第一人而聞名。

佐藤充克（Satou Michikatsu）

山梨大學研究所葡萄酒科學研究中心客座教授

從東北大學農學系畢業後，進入Mercian公司。歷經東京大學農學系、加州大學戴維斯分校後，就任Mercian酒類研究所所長。進行紅酒多酚的研究。曾任NEDO酒類事業總部、研究開發中心主任、山梨大學研究所葡萄酒科學研究中心、葡萄酒人才生涯養成據點之特聘教授、山梨縣果樹試驗場之客座研究員等。撰寫了許多與葡萄酒及多酚有關的論文。

若月佐惠子（Wakatsuki Saeko）

福光屋開發本部店舖事業部負責人

歷經服裝品牌的店長職務後，於2004年，以新店舖「SAKE SHOP 福光屋 玉川店」的店長身份加入福光屋。2010年又以「SAKE SHOP 福光屋 東京城中店」的店長身份負責開店工作。自2014年起擔任現職。

阿野泰久（Ano Yasuhisa）

麒麟R&D本部健康技術研究所研究員

2012年，完成東京大學研究所農學生命科學研究科博士課程。專門研究卡門貝爾起司的失智症預防效果等食品健康功效。2014年榮獲日本獸醫學會獸醫學鼓勵獎，2016年榮獲內閣府ImPACT「Healthcare Brain挑戰」卓越獎。

佐藤幹（Satou Miki）

新橋睡眠暨精神科診所院長

醫學博士。1997年自東京慈惠會醫科大學畢業後，加入該大學的精神醫學講座，接著2003年至2010年間任職於該大學的附屬醫院本院精神科門診。以睡眠障礙為中心，提供一般精神科領域的所有診療服務。專精睡眠學，進行嗜睡症（猝睡症等）、失眠、晝夜節律性睡眠障礙等臨床治療及研究。尤其以採取認知行為療法的失眠相關治療法為主要研究領域。2010年，取得失眠治療研究之博士學位，同年便開設「新橋睡眠暨精神科診所」。

飯嶋久志（Iijima Hisashi）

一般社團法人千葉縣藥劑師會藥事資訊中心主任

1994年畢業於日本大學藥學系。為藥劑師、藥學博士。歷經千葉縣藥劑師會藥事資訊中心主任研究員等工作後，自2007年你擔任現職。而同時亦擔任日本醫藥品資訊學會理事、日本藥劑師會臨床暨流行病學研究促進委員會副委員長等。擁有針灸師、傳染性廢棄物安全處理促進者等資格。致力於以促進區域醫療合作和醫療品質提升為目標的研究調查，以及以之為基礎的政策。

山本龍生（Yamamoto Tatsuo）

神奈川牙科大學教授

完成岡山大學研究所牙醫學研究科的課程後，歷經岡山大學牙醫系助理（預防牙醫學）、美國德克薩斯大學生物醫學研究所客座研究員、岡山大學牙醫系附屬醫院講師等職務後，轉任現職。專業領域包括社會牙醫學、社會流行病學、預防牙醫學、口腔衛生學、口腔保健學。曾榮獲第八屆國際牙周病學會John O. Butler獎、日本口腔衛生學會學術獎等。

梅村敏（Umemura Satoshi）

橫濱勞災醫院院長 橫濱市立大學名譽教授

1975年自橫濱市立大學醫學系畢業後，曾任美國克雷頓大學醫學系高血壓研究所副教授，並於1998年擔任橫濱市立大學內科學第二講座教授，2008年又轉任該大學醫學系主任，2010年擔任醫院院長，2012年就任橫濱市立大學學院醫學學群主任。2016年4月起擔任現職。著作包括《不罹患高血壓、不被高血壓打敗的生活方式》等。

※本書是以日經Gooday之連載專欄「酒黨的一分鐘　讓你健康地持續喝下去的準則」為基礎，經大幅加寫、修正，並統整而成。

由愛酒醫師們所傳授的——
最高飲酒法

作　　者｜葉石香織 Kaori Haishi
監　　修｜淺部伸一 Shinich Asabe
譯　　者｜陳亦苓 Bready Chen
發 行 人｜林隆奮 Frank Lin
社　　長｜蘇國林 Green Su

出版團隊

總 編 輯｜葉怡慧 Carol Yeh
日文主編｜許世璇 Kylie Hsu
企劃編輯｜許世璇 Kylie Hsu
裝幀設計｜捌子
版面設計｜譚思敏 Emma Tan

行銷統籌

業務處長｜吳宗庭 Tim Wu
業務主任｜蘇倍生 Benson Su
業務專員｜鍾依娟 Irina Chung
業務秘書｜陳曉琪 Angel Chen、莊皓雯 Gia Chuang
行銷企劃｜朱韻淑 Vina Ju、蕭震 Zhen Hsiao
許家瑋 Jia Wei Syu、鍾佳吟 Ashley Chung

發行公司｜悅知文化　精誠資訊股份有限公司
105台北市松山區復興北路99號12樓
訂購專線｜(02) 2719-8811
訂購傳真｜(02) 2719-7980
專屬網址｜http://www.delightpress.com.tw
悅知客服｜cs@delightpress.com.tw
ISBN：978-957-8787-78-0
建議售價｜新台幣360元　　初版一刷｜2018年12月

國家圖書館出版品預行編目資料

最高飲酒法 / 葉石香織作；淺部伸一監修；
陳亦苓譯. -- 初版. -- 臺北市：精誠資訊,
2018.12
面；　公分

ISBN 978-957-8787-78-0(平裝)

1. 商業實用
494.35　　104025010

建議分類｜商業理財・健康保健

廣	告	回	信
平 信 、 免 貼 郵 票			
台灣北區郵政管理局登記證			
台北廣字第1531號			

SYSTEX making it happen 精誠資訊 | dp 悅知文化 Delight Press

精誠公司悅知文化　收

105 台北市復興北路**99**號**12**樓

（請沿此虛線對折寄回）

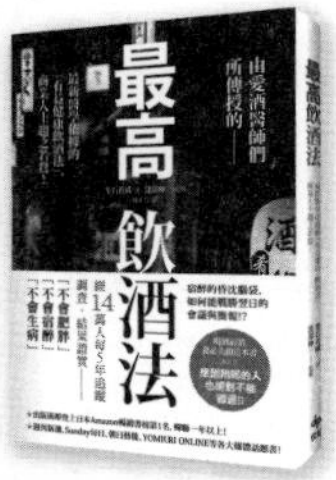

dp 悅知文化 Delight Press

H9-402318　　180-

讀者回函

《最高飲酒法》

overall謝您購買本書。為提供更好的服務，請撥冗回答下列問題，以做為我們日後改善的依據。
將回函寄回台北市復興北路99號12樓（免貼郵票），悅知文化感謝您的支持與愛護！

名：________________ 性別：□男 □女 年齡：______歲
務電話：(日)________________ (夜)________________
ail：________________________________
訊地址：□□□-□□ ________________________________
歷：□國中以下 □高中 □專科 □大學 □研究所 □研究所以上
職：□學生 □家管 □自由工作者 □一般職員 □中高階主管 □經營者 □其他________
均每月購買幾本書：□4本以下 □4~10本 □10本~20本 □20本以上

喜歡的閱讀類別？(可複選)
文學小說 □心靈勵志 □行銷商管 □藝術設計 □生活風格 □旅遊 □食譜 □其他________

請問您如何獲得閱讀資訊？(可複選)
悅知官網、社群、電子報 □書店文宣 □他人介紹 □團購管道
體：□網路 □報紙 □雜誌 □廣播 □電視 □其他________

請問您在何處購買本書？
體書店：□誠品 □金石堂 □紀伊國屋 □其他________
路書店：□博客來 □金石堂 □誠品 □PCHome □讀冊 □其他________

購買本書的主要原因是？(單選)
工作或生活所需 □主題吸引 □親友推薦 □書封精美 □喜歡悅知 □喜歡作者 □行銷活動
有折扣______折 □媒體推薦________

覺得本書的品質及內容如何？
容：□很好 □普通 □待加強 原因：________
刷：□很好 □普通 □待加強 原因：________
格：□偏高 □普通 □偏低 原因：________

請問您認識悅知文化嗎？(可複選)
第一次接觸 □購買過悅知其他書籍 □已加入悅知網站會員www.delightpress.com.tw □有訂閱悅知電子報

請問您是否瀏覽過悅知文化網站？ □是 □否

願意收到我們發送的電子報，以得到更多書訊及優惠嗎？ □願意 □不願意

請問您對本書的綜合建議：________________

希望我們出版什麼類型的書：________________